動脈硬化治療を知り尽くす

男は40代、女は50代から悪玉コレステロールの罠にはまるな

日本循環器学会認定循環器専門医
医学博士 田中裕幸
執筆協力：及川夕子（医療ジャーナリスト）

はじめに

「コレステロールが高い」と言われたら必読の最新知識

見直すべきコレステロール常識と脂（油脂）の新事実

最近、新事実として、コレステロールに関して、エッと一般の方なら驚くような話題があります。それは、２０１３年に米国心臓病学会（ＡＣＣ）／米国心臓協会（ＡＨＡ）のガイドラインに悪玉と言われるＬＤＬコレステロールの管理目標値がなくなったことと、そして２０１５年には日本でもコレステロール摂取制限がなくなったことです。

背景には、コレステロールの場合、摂取以外に糖質を材料に肝臓で生合成されるため、血液中の総コレステロールの濃度は、コレステロールの摂取量を必ずしも反映しないという事実があるのです。

一方で、日本ではコレステロールに関する誤解が、まだまだ多いのが現実です。例えば女性では、更年期の40代~50代になってから、急に血圧やコレステロールが上昇してくる人が増えます。特に生活を変えたわけでもないのに、「このままだと動脈硬化になるって言われた。どうしよう……」と急に不安になる方もいらっしゃると思います。

ともかく、悪玉と言われるLDLコレステロールについて、単に「数値が高いことがいけない」とか、「コレステロールを（食事で）摂りすぎてはいけない」と、捉えている方が多くいます。それは、LDLコレステロールが動脈硬化の最大の要因であると考えられてきたからであり、我が国のガイドラインの基準値設定にも原因があると私は考えています。

動脈硬化は、心筋梗塞《こうそく》や脳梗塞といった死亡率の高い病気の直接の引き金になることが知られています。ほとんどの人で自覚症状はなく、症状が出たときには、もう手遅れという人も多いのです。ですから、早期発見と予防が肝要なことは言うまでもありません。

しかし実際は、悪玉のLDLコレステロールをただ下げるだけで、動脈硬化を予防できるという単純な問題でもありません。近年、動脈硬化にはLDLコレステロールが酸化されることが条件となっていることがわかってきました。

つまり、数値の高い低いだけではなく、酸化ストレスがあるかどうかが問題なのです。さらに、高血圧、高血糖、喫煙などのリスクが複数重なると、動脈硬化が進行しやすくなります。

そうした落とし穴に気づかずにいる動脈硬化予備群の方々は要注意です。

私は開業しながら、これまでいくつかの疑問を解決するために10年以上自主研究を行ってきた結果、次の6つの新発見をするに至りました。

コレステロールの常識には落とし穴があります。コレステロールをはじめとする検査数値をどうみるべきなのか。動脈硬化の診断・治療・予防に関して性差（男女差）はどこに現れるのか。本書では、最新のガイドライン（動脈硬化性疾患予防ガイドライン）の問題点を浮き彫りにさせながら、これまで明らかにされなかったLDLコレステロールと脂肪酸の関係を中心に、治療を見直すべき持論を展開したいと思っています。

皆さんが、賢く自己管理できるようになるには、コレステロール（脂質）や動脈硬化についての正しい理解がとても重要になります。一緒に学んでいきましょう。

本書でわかるコレステロールと脂（油脂）の6つの新事実と新発想

検診で測定する悪玉コレステロール（LDLコレステロール）は、リポタンパクの中の低比重リポタンパクのことをいいます。リポタンパクにはコレステロール以外に脂肪酸が含まれています。

①いますぐ体に悪いリノール酸の脂を点検せよ

※ＬＤＬコレステロールに含まれる脂肪酸は主にリノール酸（新事実）

②健康診断のＬＤＬコレステロールは１８０以上で危険値。ただし55歳以上の女性

※ＬＤＬ１８０以上でプラーク（動脈硬化）が大きくなることを発見（新事実）

③血管が詰まるのは、ＬＤＬコレステロールより血中リノール酸濃度のほうがリスク大であった（新事実）

④コレステロールの値で管理するより、まずは動脈硬化度を確認するのが先決

※ＬＤＬコレステロールが高くても動脈硬化の進行が見られない例も多く、治療をした方が良いかを判断するには、頸動脈エコー検査が有用。日本人の心筋梗塞の少なさは動脈硬化が軽度であることを意味しており、コレステロールの値で国民全体を管理しようとするのは費用対効果を無視したもの

⑤肥満（メタボ）もリノール酸が原因だった（新事実）

※メタボリックシンドロームとリノール酸の代謝産物であるジホモ－γ－リノレン酸には深い関係があり、ジホモ－γ－リノレン酸と動脈硬化に正の相関関係があることがわかりました

⑥動脈硬化を防ぐため、大人は刺身を毎日8切れ食べよ（新事実）

※コレステロール低下薬（スタチン）はリノール酸を低下させ、魚の油に含まれるＥＰＡ＆ＤＨＡはジホモ－γ－リノレン酸を低下させ、それぞれ動脈硬化の進展を抑制することがわかりました

以上、日本人のデータよりいくつかの新事実が発見されました。その結果、植物油などに多く含まれるリノール酸を摂取制限することがＬＤＬコレステロールを低下させるだけでなく、ジホモ－γ－リノレン酸の低下などにより動脈硬化は抑制されると考えられるのです。

田中裕幸

もくじ

第2章　罠にはまるな！　コレステロールより悪い敵がいる　31

第3章　男と女ではコレステロールの考えを変えよ　87

第4章 老いを先読み! 中年以降の生涯健康計画を立てよ

第5章　悪玉コレステロール対策（実践編）
動脈硬化に良いメニュー、悪いメニュー　157

付章　動脈硬化解決の重要ポイントがわかる！　181
ヘルスケア・インタビューとQ&A

カバーデザイン　熊谷博人
本文デザイン・DTP　ハッシィ

第1章

気づかないから怖い！　この10年でわかった動脈硬化の正体

コレステロールは動脈硬化の原因ではなかった!?

第1章要点まとめ

- コレステロールは悪者ではない
- LDLコレステロールは酸化されなければリスクにならない
- 動脈硬化を進める元凶は「活性酸素」
- コレステロールのリスクには性差（男女差）がある
- 動脈硬化のリスクチェックには頸動脈エコー検査が最適

結論から言いますと、コレステロールも中性脂肪も、それ自体は悪者ではありません。しかし、悪玉と言われるLDLコレステロールや中性脂肪の値が高いと、間接的に動脈硬化を進める要因になります。ただし、真の悪玉は酸化したLDLコレステロール（以下、LDL-C）ということがわかっています。

また、動脈硬化をひと言でいうと「血管の内皮細胞が傷つけられると、血管壁の中に脂肪（コレステロール）がたまって、おかゆのような状態になりコブを作る」。こう覚えておけばバッチリです。そのプロセスがどのように起こるかを知ることが、いのちに関わるわけです。そのしくみを見ていきましょう。

◎大食細胞（マクロファージ）が変性したLDLコレステロールを食べるとプラーク（老廃物）が作られる（図1）

まず、血管の主な働きとして、動脈は酸素や栄養素を体のすみずみまで運び、静脈は全身から老廃物を回収し処理するしくみになっています。また、動脈も静脈も、基本的には内膜、中膜、外膜の3層からできています。このうち、特に動脈硬化の進行において重要なのは、「内膜」と「内皮細胞」です。

（図１）動脈硬化はこうして起こる

〔LDL コレステロールが酸化され、マクロファージ（大食細胞）に食べられて、血管壁にプラーク（老廃物）となり、血管が狭くなった状態〕

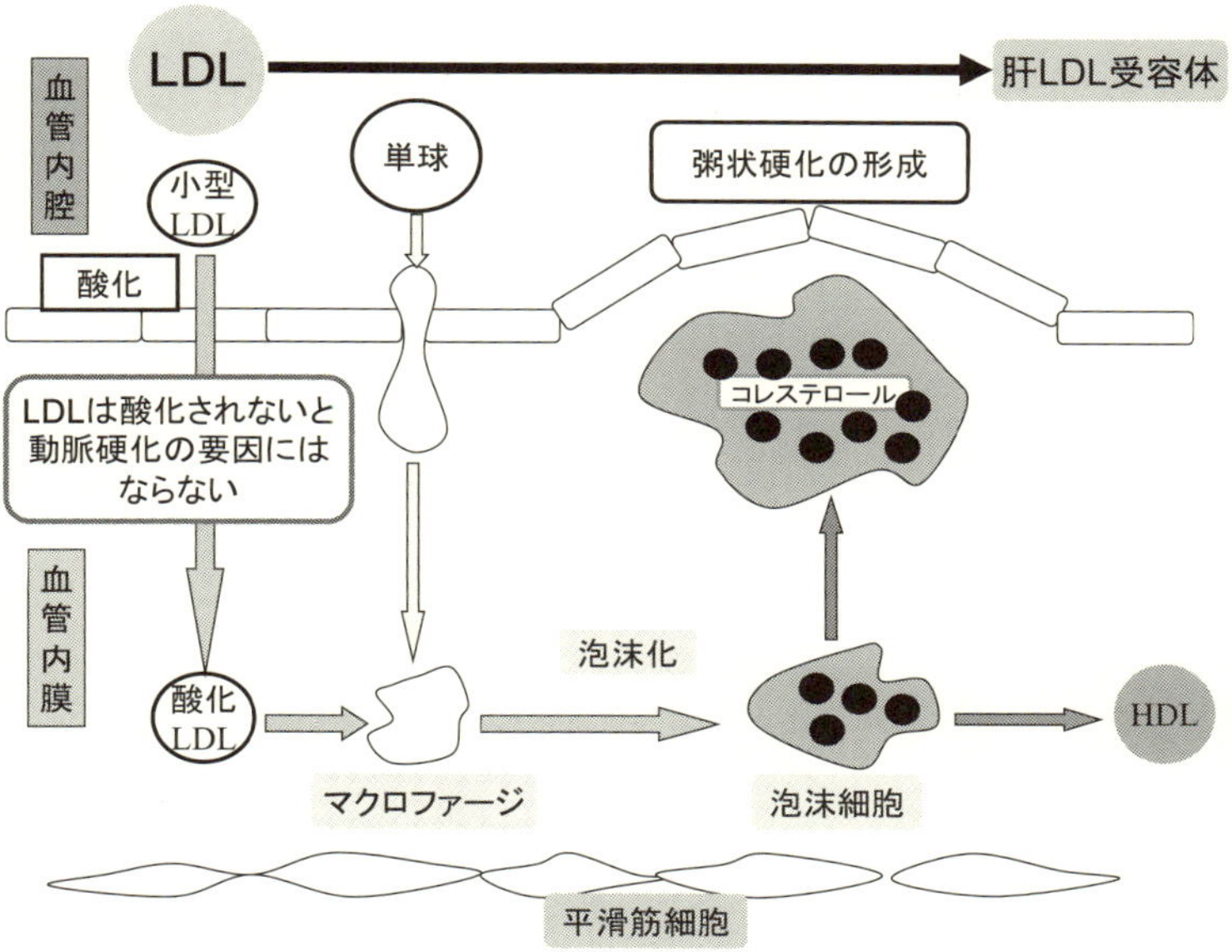

動脈硬化形成のプロセスは次のようになります。

①内皮細胞に慢性的な障害が起こる

高血圧や高血糖、喫煙などが原因で内皮細胞が損傷します。

②マクロファージが出現

内皮細胞が損傷すると、血中の単球（白血球：免疫細胞の一種）やリンパ球が内皮細胞にくっつくようになります。さらに、単球は内皮細胞層にできた傷口からその下の組織内へ潜り込み、「マクロファージ」と呼ばれる状態に変化します。

③酸化ＬＤＬ‐Ｃが内皮細胞下に入り込む（図２）

血中にＬＤＬ‐Ｃが多すぎると、余分なＬＤＬ‐Ｃは血管を浮遊し続け、粒子の小さい小型のＬＤＬ‐Ｃは酸化ＬＤＬ‐Ｃに変性し、内皮細胞の下に入り込みます。

④マクロファージが酸化ＬＤＬ‐Ｃを食べて泡沫《ほうまつ》細胞になる

マクロファージは酸化ＬＤＬ‐Ｃを外敵とみなし、食べてしまいます。酸化ＬＤＬ‐Ｃはマクロファージに取り込まれると、マクロファージは、最終的には

（図2） 酸化 LDL がプラークをこうつくる

〔LDL-C は酸化されにくいので動脈硬化につながらないが、小型 LDL は酸化しやすくプラークの元〕

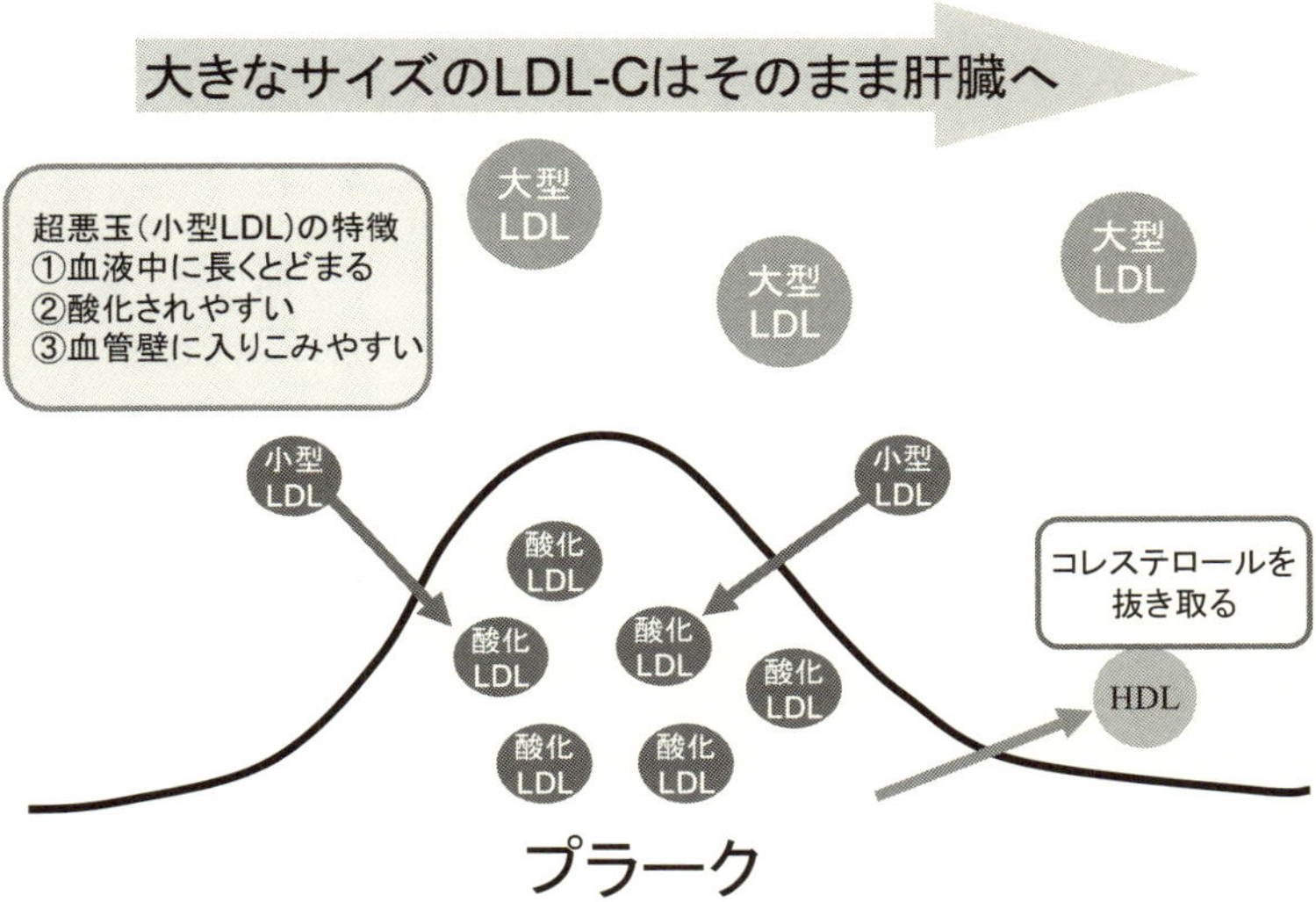

泡沫細胞となります。

⑤プラークが形成される

泡沫細胞はやがて破裂し、粥状（アテローム性）のどろどろとした固まり（粥状硬化）が形成されます。これが、プラークとよばれるもので、このコレステロールが沈着した状態が一般的に動脈硬化と理解されています。

◎コレステール＝動脈硬化と考えるのは早計

通常、この完成したプラークの組織像をもって診断することになるため、コレステロールの沈着ばかりが強調されることになります。しかし、動脈硬化のはじまりは、高血圧や糖尿病などによる動脈の内皮細胞の損傷であり、コブをつくるのは本来体を守るはずのマクロファージ。さらに、コレステロールが酸化しやすい環境下においてのみ、プラーク形成へと進みます。こうしたことから、コレステールが動脈硬化の直接の原因ではないということがおわかりいただけたかと思います。

とはいえ、やはり血中のＬＤＬ－Ｃが増えすぎると、動脈硬化が発生しやすいのは確かです。内皮細胞（血管壁）の損傷を防ぐことやＬＤＬ－Ｃ、小型ＬＤＬ－Ｃを増やしてしまう中性脂肪などの数値を増やさないことが動脈硬化の予防につながるという点は間違いありません。

◎恐れるべきはコレステロールよりも酸化ストレス

前述したように、悪玉と言われるＬＤＬ－Ｃも、実は酸化されないと動脈硬化には結びつかないことがわかりました。

ＬＤＬ－Ｃが増えすぎると、回収されないまま余ったＬＤＬ－Ｃが血液中を浮遊し続けることになるため、酸化もしやすくなります。ＬＤＬ－Ｃを酸化させるのは「活性酸素」という物質ですが、活性酸素は、血管の壁も傷つけます。その傷から酸化したＬＤＬ－Ｃが潜り込んだり、傷ついた部分に血栓ができたりして、動脈硬化を進める要因になります。ですから、コレステロール値だけにとらわれるのではなく、活性酸素の害を受けにくい体内環境を保つことこそ大切です。

◎動脈硬化プラークの破綻《はたん》が最悪の結果を招く

冠動脈などにできた血管内膜のお粥状のコブをプラークと呼びますが、その成分は、細胞成分（平滑筋細胞、マクロファージ、リンパ球など）、脂質成分（コレステロールやコレステロールエステルなど）、細胞外マトリックス成分（線維など）の３つの要素から成り立っています。

そのプラークが冠動脈の内壁にできていると想像してみてください。動脈の内腔は狭くなり、下流の血流が減少し、心筋に十分な酸素や栄養素を供給できなくなると、狭心症を発症します。そしてプラークが破裂すると、血栓（血の固まり）ができやすくなり、突然冠動脈が完全に閉塞して血流が途絶えるのが急性心筋梗塞です。

急性心筋梗塞の原因としては、プラーク破綻のほかに、プラークびらんと呼ばれる内膜びらんがありますが、通常はプラーク破綻が多いとされています。プラーク破綻の原因となる粥腫崩壊は、プラーク自体の脆さとプラークに働く外的要因（血圧上昇や喫煙など）が原因で起こります。

◎プラークびらんは女性に多い、だから男女差チェックが必要！

急性心筋梗塞の原因には、プラーク破綻のほかに、プラークびらんがあります。壊死性の脂質に富んだ成分が原因とされるプラーク破綻に対し、プラークびらんは脂質沈着や炎症細胞浸潤《しんじゅん》に乏しく、平滑筋細胞に富んだプラークに多く認められ、より若年者や女性に多いとされます。

冠動脈疾患による突然死に関する米国の別の研究では、プラーク破綻ではなく、プラークびらんによると考えられる例が、男性の9％、女性の23％に見られたこと、また、国立循環器病センターによると日本人でも心筋梗塞でなくなった剖検例で、男性では15％、女性では31％にプラークびらんが見られたことなどが報告されています。

いずれも女性で脂質に乏しいプラークびらんが多いということは、更年期以降、女性の方が男性よりLDL－Cが高いことからすると矛盾しています。若い時のLDL－Cが問題なのか、それとも更年期以降の高LDL－C血症の影響が小さいのか。いずれにしても日本動脈硬化学会の診断基準値が男女同じとしていることには、全く根拠が無いことを、ますます裏付けた研究と言えるでしょう。

◎素人でもわかる動脈硬化チェック、プラーク破綻を防ぐ頸動脈《けいどうみゃく》エコー

では、動脈硬化が進行した状態のプラーク破綻をどうすれば予防できるでしょう。

冠動脈では、プラークが成長すると破綻し、血小板血栓ができることで急性心筋梗

塞を発症します。実は、そのリスクを簡単に知る方法があるのです。

本来なら、診療所の外来で直接冠動脈の観察ができれば良いのですが、これまでの研究で、頸動脈病変と冠動脈疾患の発症との関係については多くの研究結果で報告されており、臨床検査としては、冠動脈の代わりに頸動脈の動脈硬化度を超音波検査（エコー）で観察し、プラークを見つけた場合、大きな医療機関で冠動脈ＣＴなどの精密検査を行うという診断プロセスがすでに確立しています。頸動脈エコー検査は医療保険でできる安価な検査で、動脈硬化（プラーク）を経過観察するには、現時点で最もコストパフォーマンスの良い方法と考えられます。そのため、最近では、頸動脈エコー検査が多くの施設で行われるようになりました。頸動脈エコーでは、内膜と中膜の厚みを合わせた内中膜複合体の厚み（ＩＭＴ＝内中膜複合体厚）を測定し、１・１mm以上の限局性の病変を〝プラーク〟と呼びます（巻末の図3を参照）。ちなみに高血圧症や糖尿病、喫煙などのリスク因子がない場合、総頸動脈の最大ＩＭＴ０・６mmは60歳女性の平均値に相当します。詳しくは後述します（4章ステップ４・５）。

当院では、２００６年より年間４００例位の頸動脈エコー検査を行っています。55歳～69歳非高血圧女性の頸動脈球部の最大ＩＭＴを調べると、ＬＤＬ－Ｃが１８０mg

／dLを超える高LDL－C血症では、プラークが高頻度に見つかります。総頸動脈では血流が層流《そうりゅう》（流体の流線が管軸と平行）で血圧の影響が大きく、均等に血管壁に圧が加わる分、プラークはできにくい一方、頸動脈の球部（膨らんだところ）では乱流（渦が生じて液体が不規則に運動）のためLDL－Cの停滞が起こりやすく、その分、プラークを形成しやすいのではと考えています。

以上より、LDL－Cのみが高い女性の頸動脈エコー検査におけるチェックポイントは、頸動脈球部にプラークがあるかという点です。そして、プラークの厚みが1.5mm以上あれば、症状（胸部圧迫感など）によっては冠動脈の精査が必要です。

◎高血圧の人は要注意、数値ではわからないプラーク形成の予兆とは？

頸動脈の最大IMTとリスク因子との関係をみた研究によると、男女とも年齢や最大血圧が上がるにつれて、頸動脈のプラークの厚みが増していきます。一方、男性でのみ総コレステロールが上がるにつれて、頸動脈最大IMTが厚くなる関係を認めました（巻末の表1を参照）。つまり、動脈硬化の大きな要因は加齢と高血圧です。

実際、当院で行った55歳以上の高血圧女性（n＝46例）を対象にした研究では、高血圧女性は非高血圧女性に比べて最大ＩＭＴの肥厚《ひこう》（あつくなること）が総頸動脈や頸動脈球部でともに見られました（巻末の図４、図５を参照）。具体的には、非高血圧例ではＬＤＬ－Ｃ１８０mg／dL以上でプラーク形成が急増したのに対し、高血圧があると、より低いＬＤＬ値でも動脈硬化は進行しやすいことがわかりました。ＬＤＬ－Ｃ１８０mg／dL未満であっても、高血圧があると動脈硬化が進行します。

このように動脈硬化はＬＤＬ－Ｃが高いという単独のリスクより、高血圧や喫煙などの多重リスクが大きく影響します。米国のガイドラインに引用されているフラミンガムリスクスコアでは年齢、血圧、総コレステロール、ＬＤＬ－Ｃ、喫煙などのリスク因子がポイント化されており、これ自体が多重リスクの重要性を表現しています。また、日本人のＬＤＬ－Ｃは後述するように悪玉性が低いという事情があります。ですから、診療ガイドラインでＬＤＬ値の管理をするだけでは無駄な医療費を生んでしまうのです。頸動脈エコー検査の活用は、ＬＤＬ値の高い人に対して治療が必要な人とそうでない人を見極めることができるうえ、プラークの経過を見ながら生活指導を行うことができるという点でも上有効であると考えています。

＊ここで言う高血圧女性は非耐糖能《たいとうのう》異常（妊娠糖尿病によく見られる状態）非喫煙・かつ高血圧の女性を意味します。

第２章

罠にはまるな！コレステロールより悪い敵がいる

第2章要点まとめ

- 同じLDL・Cレベルでは男性のほうが動脈硬化が進みやすい
- LDL・C中にリノール酸が多いと動脈硬化のリスクが上がる
- 魚を多く食べる日本人はLDL・C中のリノール酸比率が低い
- 炒めもの、揚げものに使う植物油がリノール酸を増やす
- 女性は55歳から動脈硬化のリスク上昇に備えよ

第2章では、みなさんが気になるコレステロールというものについて、女性だけに見られる特徴なども併せて紹介していきます。

日本ではコレステロールが長い間、悪者にされてきました。それには、人間ドックや検診の結果にわざわざLDLコレステロールが悪玉コレステロール、HDLコレステロールが善玉コレステロールと記載されていることが大きく影響しています。スーパーでは、コレステロール値や中性脂肪を下げると謳《あお》った食品もたくさん販売されています。ですから、コレステロール＝悪者と捉える方がいても、無理もありません。

ところが実際は、コレステロールが増えただけでは、動脈硬化は起こらないのです。「え？ どうして？」と思った方は、このまま読み進めてください。ステップ1では、誤解されがちなコレステロールについて、また動脈硬化とコレステロールの関係について、「これだけ知っておけば大丈夫」という要点をまとめました。

ステップ1 「LDLコレステロール悪玉説」は一度忘れてしまおう

◎女性ホルモンもコレステロールでできている

コレステロールは、私たちの生命を保つのに欠かせない、あるものの原料として利用されます。例えば、それは脳です。脳は脂質の多い部位で、脳脂質の1／4はコレステロールでできています。

また、人間の体は約60兆個の細胞でできていますが、その表面を覆う細胞膜もコレステロールを材料に作られます。さらに、女性にとって非常に大切な女性ホルモンのエストロゲン、プロゲステロンなどの各種ホルモンも、コレステロールから作られます。このほか、脂肪の消化に役立つ胆汁酸などの原料にもなります。

このように、コレステロールは、人間の体を作る材料の一つであり、生命維持活動に欠かせない成分なのです。

◎中性脂肪はエネルギー源であり貯蔵庫である

中性脂肪（トリグリセリド）は、体を動かすエネルギー源となります。使い切れなかった分は、皮下脂肪などの体脂肪として蓄えられます。飢餓状態になったときに備え、体内に蓄えておく必要があるからです。中性脂肪は、エネルギーとして放出されるときに遊離《ゆうり》脂肪酸（主にオレイン酸）に分解されます。

中性脂肪は、食べ物から脂肪をとった場合だけでなく、肝臓で糖分からも合成されます。甘い物を食べると太りやすいと言われるのは、そのためです。また、アルコールは、肝臓での中性脂肪の合成を高める働きをします。

中性脂肪（体脂肪）は、体温維持や内臓を守る働きもしており、少なければいいというものではありません。また、中性脂肪自体は動脈硬化の原因にはなりません。とはいえ、血中に中性脂肪の量が増えすぎると、ＨＤＬ－Ｃ（善玉）が減って小型のＬＤＬ－Ｃ（超悪玉）が増えやすくなり、動脈硬化を進行させます。

◎コレステロールや中性脂肪は、リポタンパクの形で血液中に存在する

コレステロールや中性脂肪の正体は〝あぶら〟。ですから、そのままでは血液中に溶け込むことはできません。

血中脂質は、水分になじみやすいように、タンパク質と結びつき小さな粒子になって体内を循環しています。この粒子を「リポタンパク」と呼びますが、その他にも、リン脂質、遊

離コレステロール、コレステロールエステル、トリグリセリドなどで構成されています。脂質の表面を覆うたんぱく質を「アポタンパク」と呼びます。このうちアポタンパクとリン脂質、遊離コレステロールは水にやや親和性があるのですが、コレステロールエステルとトリグリセリドは全く水に溶けません。図6（37ページ）はLDLコレステロールの模式図ですが、コレステロールや中性脂肪が血液中にあるとき、それらはリポタンパクの中に存在しています。

リポタンパクの中にはコレステロール以外に脂肪酸が多く含まれていることから、この脂肪酸がLDL－Cの質を決めると言っても過言ではありません。

ここでは、リポタンパクはコレステロールとアポタンパクのみの単純な複合体ではないこと、もちろんLDL－C＝コレステロールではないことも再確認してください。

◎ある意味〝ウソ〟だったコレステロールの摂取制限

コレステロールは肝臓で食事から取り込まれたもの以外に、糖質からも作られます。肝臓では、コレステロール摂取が少なければコレステロール合成が進み、コレステロール摂取が多ければコレステロール合成が抑制されます。そのため、コレステロール摂取が多くなっても、血液中のコレステロールは一時的に高くなりますが、その後、コレステロール合成が低下し元に戻るのです。

以前はテレビの健康番組などで、1日のコレステロール摂取量を300mg以下にするよう盛んに言われていましたが、あれはある面〝ウソ〟だったのです。そのため、2015年にはわが国でも米国に追随するかのように、コレステロールの摂取制限がなくなりました。過去の誤った情報は、リセットしておきましょう。

◎ホントに悪玉？　善玉だけがいいの？

コレステロールには、善玉（HDLコレステロール）と悪玉（LDLコレステロール）と呼ばれるものがありますが、本来はコレステロールに良いも悪いもありません。コレステロールを運ぶリポタンパクの役割の違いで、善玉と悪玉に区別されているだけです。

リポタンパクは、運んでいる脂質の種類や割合によって、粒子の大きい順にカイロミクロン、VLDL（超低比重リポタンパク）、IDL（中間比重たんぱく）、LDL（低比重リポタンパク）、HDL（高い比重リポタンパク）の5つに分けられます。IDLはVLDLとLDLの中間体です。その違いとはどのようなものでしょう。

5つのリポタンパクのうち、図7にありますように肝臓からコレステロールと中性脂肪を

（図 6）LDL コレステロールの正体

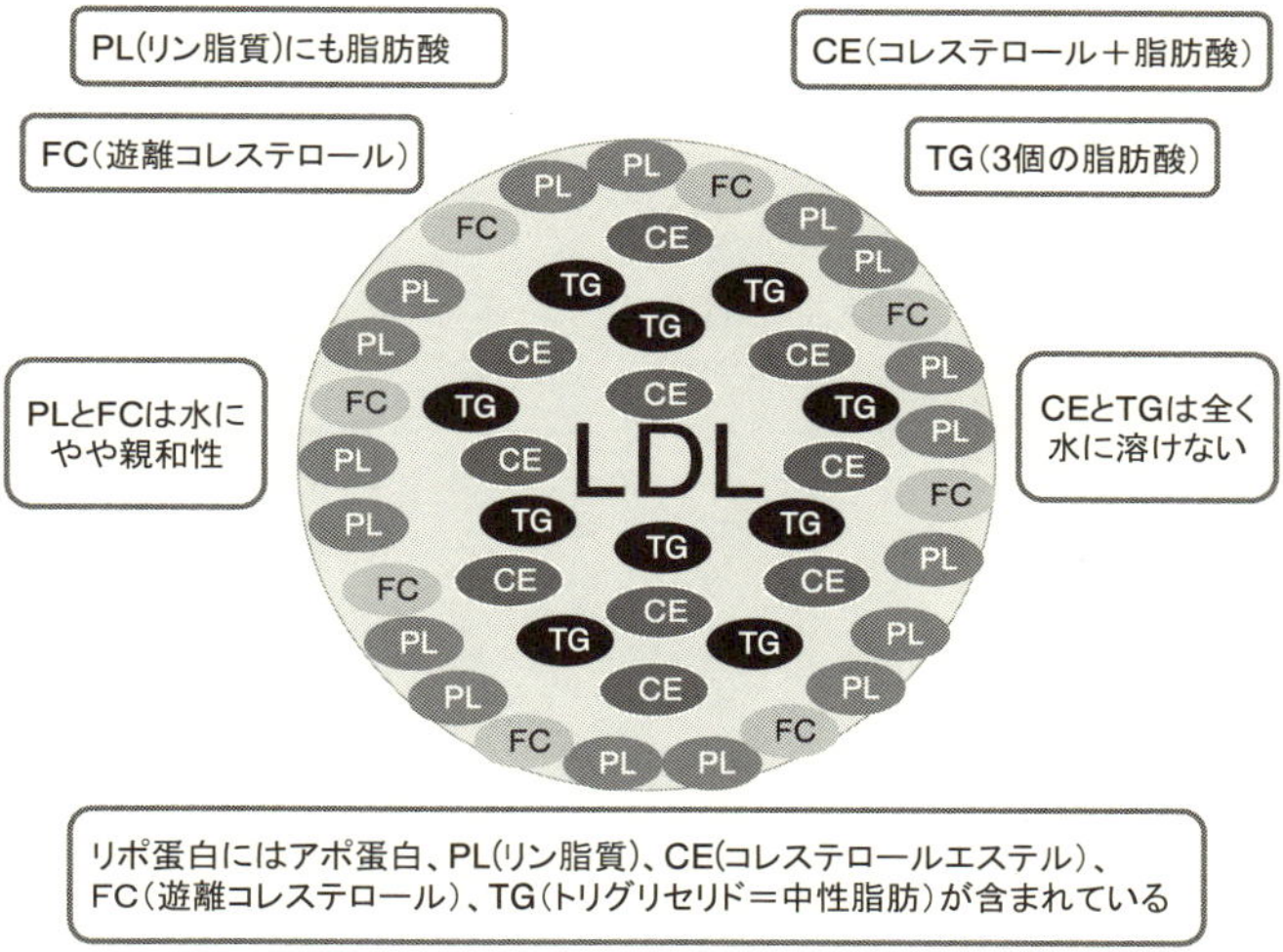

（図 7）LDL ができあがる仕組み

〔VLDL（リポ蛋白）が肝臓から血液中へ、コレステロールと中性脂肪を運び出す。途中で中性脂肪が減り、LDLへ変化。LDL はコレステロールと脂肪酸が密に。〕

リポ蛋白はコレステロール以外に脂肪酸を運んでいる
（TG＝中性脂肪、CE＝コレステロールエステル）

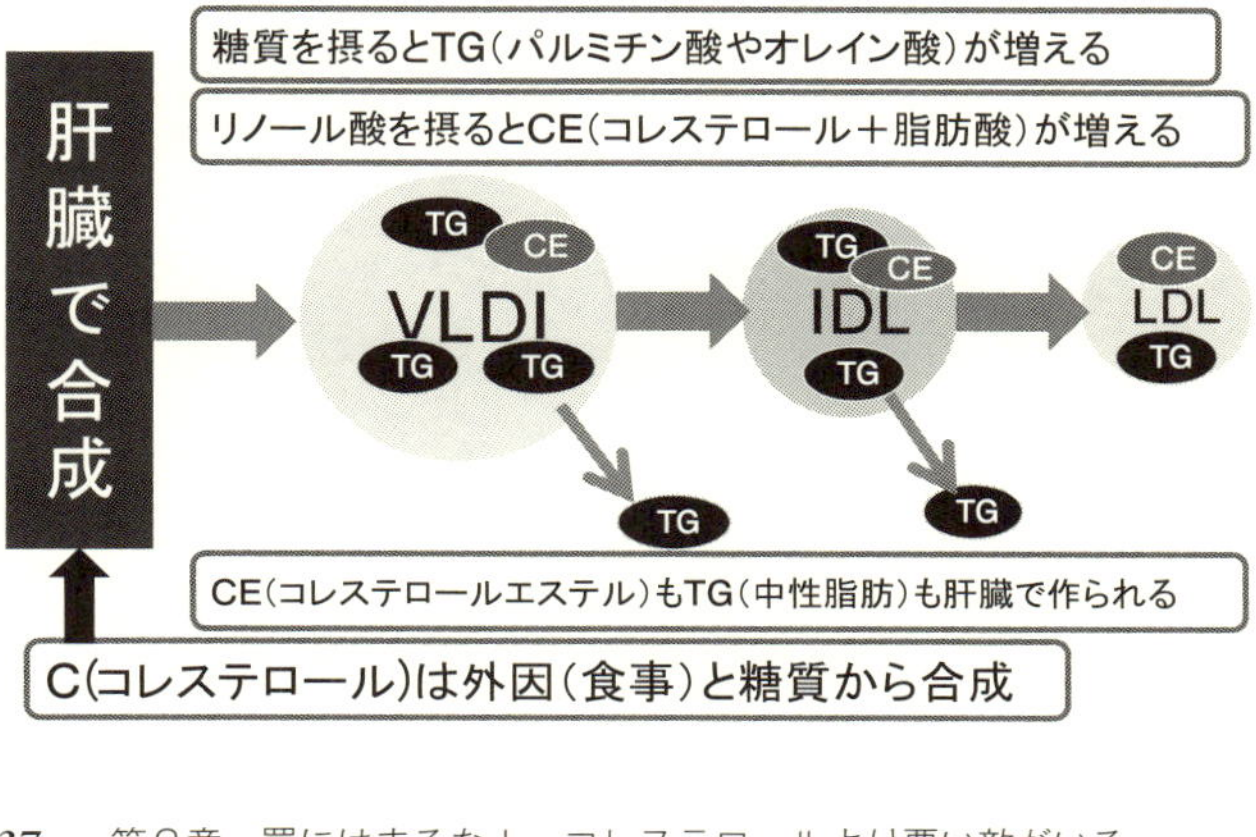

運び出すのがＶＬＤＬです。肝臓ではコレステロールの合成が行われ、遊離コレステロール以外にエステル化され脂肪酸と結合したコレステロールエステルがリポタンパクの中に組み込まれ、リン脂質や中性脂肪をも取り込み、リポタンパクＶＬＤＬとして血液中に排出されます。ＶＬＤＬは中性脂肪が多いため血清は白濁します。

血液中でＶＬＤＬは末梢組織に遊離脂肪酸を供給するため中性脂肪が減る過程で、ＩＤＬ→ＬＤＬと変化します。こうしてできたＬＤＬはコレステロールの割合（主にコレステロールエステル）が高くなり、血流にのって全身をめぐりコレステロールを運ぶ役割を担います。

このとき、ＬＤＬが過剰にコレステロールを運ぶと、余分なコレステロールが血管に入り込んだり蓄積したりして、動脈硬化の原因になります。こうしたことから、ＬＤＬは「悪玉コレステロール」と呼ばれているのです。

一方、ＨＤＬも血液によって全身を巡りますが、末梢組織で余ったコレステロールを回収したり、血管壁にたまったコレステロールを回収して肝臓に戻すという働きをします。ＨＤＬは、いわばコレステロールの掃除屋として働き、動脈硬化の予防に役立つことから「善玉コレステロール」と呼ばれています。

用語説明／エステル型コレステロールとは？
コレステロールは遊離型（水にやや親和性を示す）とエステル型（全く水に溶けない）としてLDLやHDLなどのリポタンパク内部に存在しています。遊離コレステロールはACAT（アシルCoA：コレステロールアシルトランスフェラーゼ）の作用を受けてエステル型コレステロールとなります。

◎メタボでLDL－Cは増えない！　男女差にも目を向けよ

先に述べたように、リポタンパクはコレステロールのみを運ぶのではなく、脂肪酸も一緒に運んでいます。そのため、LDL－Cの中身＝質を決めるのはコレステロールエステルやリン脂質の脂肪酸ということになります。

さて、内臓脂肪の蓄積を病態とするメタボリックシンドロームでは、LDL－Cは診断基準に入っていません。その背景として、LDL－Cの増加はメタボリックシンドロームでは見られず、逆に、運動などをして中性脂肪が減ってくると、LDL－Cが増えてしまうことがあります。中性脂肪が増えるメタボリックシンドロームでは、中性脂肪を多く含むVLDLからIDL→LDLへの変換が進まないため、LDL－Cが低くなるのです。当院のデータでは、特に中性脂肪が300mg／dLを超えてくると、LDL－Cは量的な低下傾向が見られます。他方、ＶＬＤＬの中性脂肪が減るとＩＤＬ↓ＬＤＬへの変換がスムーズになるため量的には増加傾向がみられます。

ここにＬＤＬ－Ｃの小型化について当院のデータはありませんが、中性脂肪のかなりの増加によりＬＤＬ－Ｃの小型化は進むものの、ＬＤＬ－Ｃは量的には減少するケースが多いようです。男女で例を挙げると男性は女性に比べ中性脂肪が多く、ＬＤＬ－Ｃは少ないのですが、ＬＤＬ－Ｃは小型化しており、その分、同じＬＤＬ－Ｃレベルであれば男性のほうが、動脈硬化が進みやすくなっています。このことがＬＤＬ－Ｃ基準値に性差が必要な理由にもなります。

◎最新事案、本当の悪者は小型化したＬＤＬ－Ｃ

悪玉と言われるＬＤＬ－Ｃにも、動脈硬化を進めやすいタイプとそうでないタイプがあることがわかってきました。本当の悪玉は、ＬＤＬコレステロールが酸化した酸化ＬＤＬコレステロールであり、ＬＤＬ値の高い低いということよりも、ＬＤＬ－Ｃが酸化されやすいかどうかが、動脈硬化に影響を与えることがわかったのです。

そこで最近では、ＬＤＬの粒子の大きさに注目が集まっています。特に小型のＬＤＬ－Ｃ

（スモールデンスＬＤＬ＝small dense LDL）は、血管壁に入り込みやすく、抗酸化作用を持つ物質を少ししか含まないために酸化されやすいなどの特徴があります。さらに、正常サイズのＬＤＬ－Ｃが血液中には2日間しか滞留しないのに対し、スモールデンスＬＤＬは5日間も滞留します。こうした理由から、スモールデンスＬＤＬが増えると動脈硬化を起こしやすくなるとされます。

スモールデンスＬＤＬは、メタボリックシンドロームの際、中性脂肪が高く、ＨＤＬ－Ｃが低い状態で出現しやすいことがわかっています。ちなみにスモールデンスＬＤＬが多い方に、オメガ3を投与するとＬＤＬ－Ｃのサイズが大きくなることがわかっています。ＬＤＬ－Ｃの脂肪酸という点で、酸化されやすいオメガ6の割合が減って、オメガ3の割合が増えますし、中性脂肪を減らす効果もあります。

後で紹介しますが、女性はＬＤＬ－Ｃの量より、ＬＤＬ－Ｃの小型化の方が危険であるとの報告があります。ご注意ください。

用語説明／オメガ3、オメガ6とは

脂肪は大きく、飽和脂肪酸と不飽和脂肪酸の2つに分けられます。

不飽和脂肪酸は、化学構造の違いから、オメガ3系、オメガ6系、オメガ9系とさらに細かく分類されます。

このうちオメガ3系とオメガ6系は体内で作ることができないため、食事でとる必要のある必須脂肪酸で、オメガ6系には、植物油に豊富なリノール酸、オメガ3系には、魚の油に多いDHAやEPA、エゴマ油やアマニ油に豊富なα－リノレン酸などがあります。

ステップ2　こだわるべきはコレステロールの〝質〟

◎あの「いい」と言われるオメガ6もアラキドン酸には要注意

最近は、EPA、DHA、アラキドン酸を含んだサプリのテレビコマーシャルが繰り返し放送されています。〝認知症予防〟が目的ですが、アラキドン酸の配合については、日本脂質栄養学会などから批判的な意見が出されています。オメガ6脂肪酸の過剰摂取は、アラキドン酸を経て生成される炎症性の生理活性物質であるエイコサノイドとして、プロスタグランディンやロイコトリエンを多く作り出し、動脈硬化の要因になるためです。脂肪酸（脂質）も油断ができません。覚えておきましょう。

ここで、コレステロールと深い関係にある脂肪酸について簡単に説明しましょう。

脂肪酸とはRCOOHで表《あらわ》される酸の総称で、炭素数8のC_8から炭素数24のC_{24}の脂肪酸が主体です。C_{10}以下の脂肪酸は乳脂肪に見出され、C_{12}からC_{24}は植物油、動物性脂肪に多く含まれています。

当院ではこれまで血中の全脂質中脂肪酸分画を測定してきました。この検査では24種類の脂肪酸（C_{12}～C_{24}の長鎖脂肪酸）が測定できます（巻末の図8を参照）。

脂肪酸の炭素鎖には炭素原子同士が1本の手で結ばれているものと、2本の手で結ばれているものがあり、後者を二重結合または不飽和結合と言います。この二重結合を持たない脂肪酸を飽和脂肪酸といい、二重結合を持つものを不飽和脂肪酸と言います。

さて、糖質を多く摂ったら体重が増えることは常識だと思いますが、そのとき、生体内でどんなことが起きているかというと、ブドウ糖からパルミチン酸、ステアリン酸などの飽和脂肪酸が合成され、一部は脂肪細胞に蓄えられます。二重結合が一つの一価不飽和脂肪酸であるオレイン酸までは生体内で合成できます（巻末の図9を参照）。

ちなみに、体脂肪として蓄積される中性脂肪の中身はパルミチン酸、ステアリン酸などの飽和脂肪酸と一価不飽和脂肪酸であるオレイン酸です。

それに対し、魚油などに多く含まれるオメガ3脂肪酸（エイコサペンタ塩酸＝EPAやドコサヘキサエン酸＝DHA）、オメガ6脂肪酸（リノール酸やジホモ－γ－リノレン酸、アラキドン酸）などの多価不飽和脂肪酸は、人の体内で合成できないため必須脂肪酸と言われています。いわゆる、食事からとらないといけない脂質のことです。オメガ3脂肪酸が欠乏すると中枢神経系や網膜機能に影響し、オメガ6脂肪酸が欠乏すると動物の成長、妊娠、皮膚などに影響します。

コラム

最近話題の短鎖《たんさ》脂肪酸は肥満に朗報

最近注目の炭素数の少ない酢酸《さくさん》（C_2）、プロピオン酸（C_3）、酪酸《らくさん》（C_4）の三種は、代表的な短鎖脂肪酸で腸内細菌が多い大腸で作られます。そのため、血中の全脂質中脂肪酸分画では測定外になります。

短鎖脂肪酸は大腸から吸収されて、腸のバリア機能を高めたり、全身に運ばれて肝臓や筋肉、腎臓などの組織でエネルギー源になったりします。

特に、酢酸にはさまざまな健康によい働きがあることで知られています。例えば、脂肪細胞にある短鎖脂肪酸受容体に作用して、脂肪細胞が栄養を吸収しすぎて肥大化しないようにストップをかける働きがあり、肥満を防ぎます。

また、短鎖脂肪酸ができると弱酸性の腸内環境になるため、悪玉菌の出す酵素の活性が抑えられ、発がん物質である二次胆汁酸や有害な腐敗産物ができにくくなり、腸内細菌が健全に保たれます。酢酸を多く生産するビフィズス菌を摂取していると、病原性大腸菌に感染しても体内に毒素が入り込むのを防ぐことや、酪酸には、大腸細胞の異常な増殖を抑えアポトーシスを促すことで、大腸がんの発症を抑える働きがあるとも言われています。ほかに、プロピオン酸には、肝臓癌細胞にある短鎖脂肪酸受容体に作用して、肝臓がん細胞の増殖を抑えるという研究報告があります。

このように、腸内細菌が作る短鎖脂肪酸は人の健康に欠かせないものです。

◎コレステロールの中身は食習慣の影響を大きく受ける

必須脂肪酸以外の脂肪酸は肝臓で合成され、同様に合成された中性脂肪やコレステロールとともにＶＬＤＬとして血中に分泌され、末梢組織に遊離脂肪酸を供給し、肝臓や脂肪組織に中性脂肪として蓄えられます。そして、エネルギー不足の際にエネルギーとして利用されます。

また、ＶＬＤＬ、ＬＤＬ、ＨＤＬなどのリポタンパクを構成する、リン脂質、コレステロールエステルおよび中性脂肪などの脂肪酸組成は、摂取する脂肪酸によって変化するため、食習慣の影響を大きく受けます。特に、オメガ3脂肪酸およびオメガ6脂肪酸などの必須脂肪酸は、摂取しないと血中濃度が高まりません。

つまり、私たちの血液中をめぐるリポタンパクの脂肪酸の中身（＝コレステロールの質を決める）は、食事の影響を受けるというのがここでの最大のポイントです。

表2（49ページ）にありますように、ＬＤＬ－Ｃの質を決めるのはリン脂質やコレステロールエステルの脂肪酸です。医学書で調べてみると、悪玉と呼ばれるＬＤＬ－Ｃに含まれる主要な脂肪酸はリノール酸であり、ＬＤＬ－Ｃ中のアラキドン酸（ＡＡ）の46％、リノー

ル酸の75％がコレステロールエステルとして存在するとの記載がありました。また、AA、EPA、DHAなどもリン脂質やコレステロールエステルの構成脂肪酸であることもわかりました。

リン脂質やコレステロールエステルは、リポタンパクの成分であることから、魚をよく食べる日本人のLDL-Cには、オメガ3系脂肪酸のEPAやDHAが豊富に含まれていることになります。一方、リノール酸を多く含むのは植物油や肉類です。

コラム

必須脂肪酸を含む食品

オメガ3脂肪酸：α-リノレン酸（アマニ油、えごま油など）、EPA・DHA（青魚など）

オメガ6脂肪酸：リノール酸（大豆油などの植物油）、アラキドン酸（卵黄や豚レバーなど）

◎日本人と欧米人の何が一番違うか。特にLDL－Cの質が違う!?

ＬＤＬ－Ｃを上昇させる因子は、飽和脂肪酸の過剰摂取、多価不飽和脂肪酸（オメガ３やオメガ６）の摂取不足、およびコレステロールの過剰摂取の順であることを１９６０年代にＫｅｙｓが報告し、わが国の男女にもあてはまると考えられてきました。

ところが、ＬＤＬ－Ｃは、極性をもつ（水にやや親和性あり）アポタンパク、リン脂質および遊離コレステロールと、極性をもたない（水に溶けない）コレステロールエステルおよび中性脂肪により構成され、リン脂質、コレステロールエステルおよび中性脂肪には脂肪酸が含まれています。

また、多価不飽和脂肪酸であるオメガ3脂肪酸はα－リノレン酸からＥＰＡ、ＤＨＡへと代謝されます。一方、オメガ6脂肪酸はリノール酸からγ－リノレン酸、ジホモ－γ－リノレン酸、アラキドン酸へと代謝されます（図10）。

ＬＤＬ－Ｃのリン脂質やコレステロールエステルの主な脂肪酸は、リノール酸であり、ＥＰＡやＤＨＡ、アラキドン酸などの多価不飽和脂肪酸も同様に脂肪酸として細胞膜を形成します。ということは、日本人の冠動脈疾患発症リスクが欧米人に比べかなり低いことの

（表 2）LDL と脂肪酸の関係

- LDLに含まれる主要な脂肪酸は**リノール酸**
- LDL中の**アラキドン酸（AA）の46%、リノール酸の75%がコレステロールエステル**として存在する。

血小板と生理活性物質（金芳堂）P147-160, 2002年

- **AA 、EPA、DHAなどはリン脂質やコレステロールエステルの構成脂肪酸**

治療学 vol.43 no.8 p.61 2009

（図 10）必須脂肪酸の代謝経路（治療学 43: 815 ~ 818.2009）

〔LDL-C の主な脂肪酸はリノール酸、ただし欧米人より日本人はその割合が低い。理由は魚〕

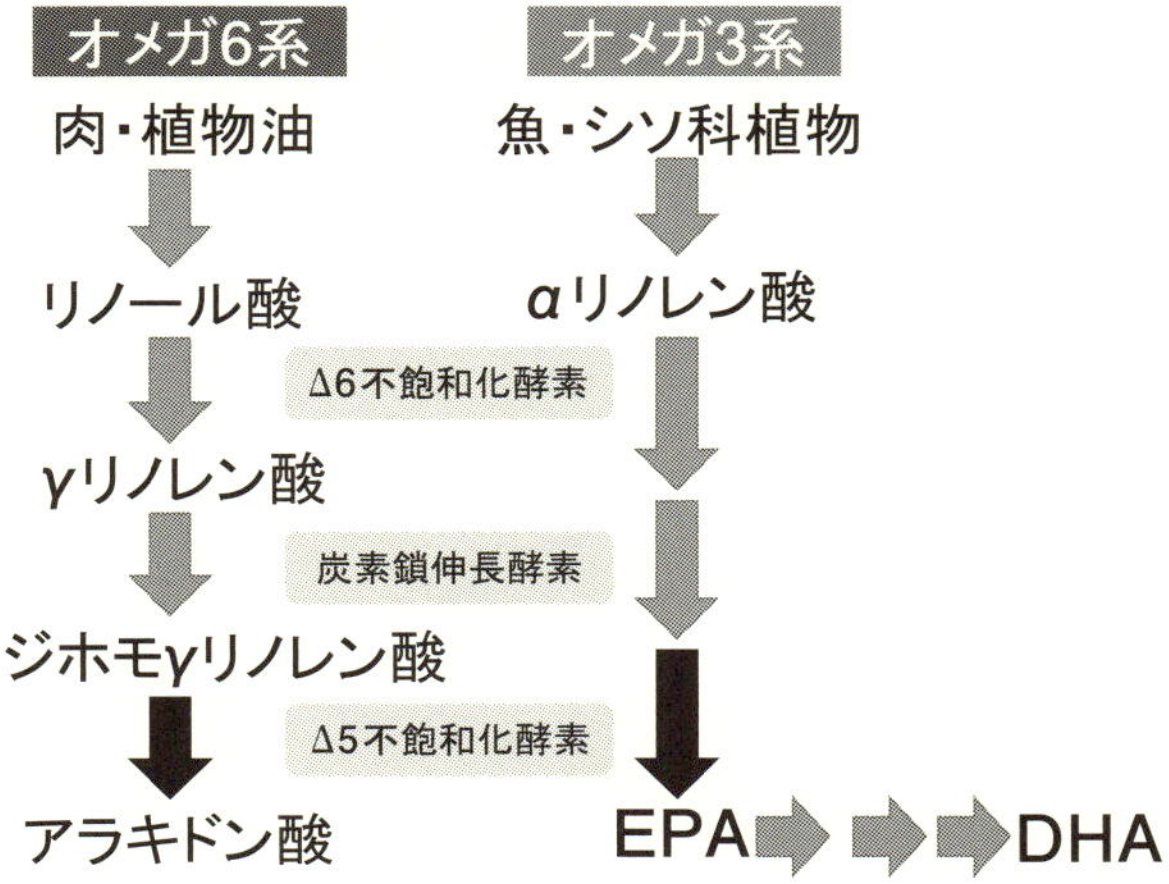

背景に、ＬＤＬ－Ｃの質そのものに違いがあると考えられるのです。

つまり、ＬＤＬ－Ｃ中のコレステロールの量がたとえ同じでも、コレステロールエステル中のリノール酸の割合が日本人では欧米人より低い。そのため、日本人は、比較的炎症性のエイコサノイドが少なく、動脈硬化の進行が欧米人より遅く、軽症化していると容易に想像がつくのです。

◎食品中の成分表示に注目！　リノール酸の過剰摂取はＬＤＬ-Ｃ上昇を招く

では、ＬＤＬ－ＣやＨＤＬ－Ｃの上昇と脂肪酸の構成には、どのような関係性があるのでしょう。調べたところ、図11にありますようにリノール酸が高くなると（リノール酸をたくさんとると）、ＬＤＬ－Ｃも高くなることがわかりました。

調査内容は、当院の更年期以降の非喫煙女性で「血清脂質と脂肪酸の関係」について検討。対象は、非喫煙かつ耐糖能《たいとうのう》異常の無い女性で、45～68歳の非高血圧群52例（平均年齢58・1歳）と45～69歳の高血圧群36例（平均年齢59・2歳、うち未治療群15例）です。血清脂質は、ＬＤＬ－Ｃ、ＨＤＬ－Ｃ、中性脂肪（ＴＧ）など、血清脂肪酸は24分画の測定結果

（図 11）リノール酸が高くなると LDL-C も高くなる

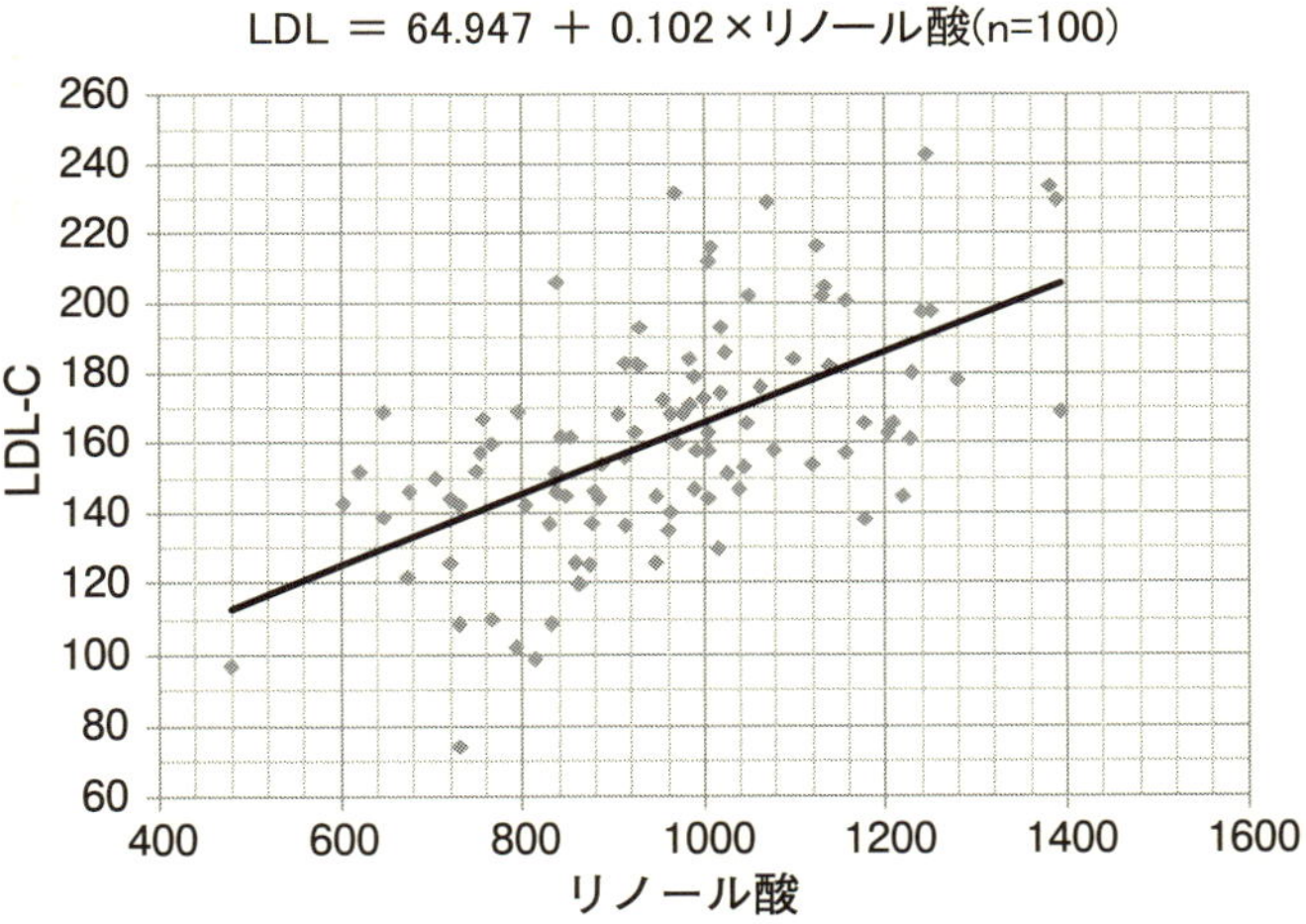

のうち値が大きい8分画について検討しました。具体的には、血清脂肪酸はオメガ3脂肪酸のＥＰＡやＤＨＡ、オメガ6脂肪酸のリノール酸、ジホモ-γ-リノレン酸（ＤＧＬＡ）とアラキドン酸（ＡＡ）、一価不飽和脂肪酸のオレイン酸、飽和脂肪酸のパルミチン酸やステアリン酸などです。

背景因子では、高血圧群は、非高血圧群に比べ肥満度や中性脂肪値で有意に高かった以外、その他の血清脂質や脂肪酸に差はありません。

統計学的には、血清脂質を従属変数、脂肪酸を独立変数とした重回帰分析を行いました。つまり「それぞれの血清脂質と最も関係する脂肪酸は何か？」を見つけるために行った統計解析で、その結果、すでに述べたように、図11（本図は、その後、症例が増え55歳～69歳の非高血圧女性のちょうど100例になったときのデータを解析）では、リノール酸が高くなると（リノール酸をたくさんとると）、LDL-Cも高くなることがよくわかりました。

LDL-Cは、非高血圧群ではリノール酸やEPAが高いほど比例して高く、高血圧群でもリノール酸が高いほど高くなっていました。HDL-Cについては、非高血圧群ではリノール酸が高いほど、そしてオレイン酸が低いほど、高くなり、一方、高血圧群ではアラキドン酸が高いほど、オレイン酸が低いほど、高くなっていました。中性脂肪は、非高血圧群も高血圧群もオレイン酸やパルミチン酸が高いほど、アラキドン酸が低いほど、高くなっていました。

したがって、高血圧の有無にかかわらず、血清脂質と脂肪酸には次に示す関係が見られたことになります（巻末の表3を参照）。結局、LDL-Cが高いときはリノール酸を、中性脂肪が高いときやHDL-Cが低い（いわゆるメタボ）ときはオレイン酸を思い浮かべれば良いのです。それによって対策は打ちやすくなります。

さて、リノール酸は摂取しないと増えない必須脂肪酸ですから、LDL-Cが高くなるのはリノール酸の過剰摂取によると考えるのが自然です。また、中性脂肪の増加・減少と関係する飽和脂肪酸のパルミチン酸や一価不飽和脂肪酸のオレイン酸は、体内でも糖質から合成できることから、脂質摂取以外の要因も考えなくてはなりません。

しかし、ここでは〝ＬＤＬ－Ｃ上昇＝リノール酸の過剰摂取〟とだけ覚えてください。

◎オメガ3が豊富ならリノール酸の悪影響が打ち消される

本研究の非高血圧群では、ＬＤＬ－Ｃが高い例ではリノール酸が高く、その他、オメガ3脂肪酸であるＥＰＡも高くなっていました。このことは、ＬＤＬ－Ｃが高くても、コレステロールの〝質〟が良い日本人女性の動脈硬化は進まないことの大きな要因と考えられます。

一方、高血圧群ではＬＤＬ－Ｃとリノール酸の関係のみ同様で、非高血圧群に比べ肥満度や中性脂肪値が高いことと脂肪酸との関係が病態に影響しています。

リノール酸は非高血圧群でやや高いにもかかわらず、その代謝過程でできるジホモ－γ－リノレン酸（ＤＧＬＡ）は高血圧群で高くなっています。詳しくは後述しますが、ジホモ－γ－リノレン酸は当院の研究でもその値が高いほど肥満度（ＢＭＩ）が高く、最近では、糖尿病の発症とも関係するとの報告があります。したがって、今のところ、病態を決定する背景にあるのは、少なくともリノール酸の代謝に関わる酵素反応の違いであろうと予測しています。

いずれにしてもＬＤＬ－Ｃには、青魚などに含まれるＥＰＡやＤＨＡなどの脂肪酸も含まれており、ＬＤＬ－Ｃが高くても、欧米人と比べて動脈硬化が思ったほど進まない日本人の現状を説明することが可能です。

◎魚介類を摂《と》るか摂らないかでこんなに違う！

血清脂質と脂肪酸の関係を調べた結果、ＬＤＬ－Ｃが高くなるにつれリノール酸も高くなる、中性脂肪が高くなるにつれオレイン酸も高くなる、ＨＤＬ－Ｃが低くなるにつれオレイン酸が高くなるなどの関係が認められました。

また、臨床的に問題となる高ＬＤＬ－Ｃ血症では、リノール酸が高く、高中性脂肪血症や低ＨＤＬ－Ｃ血症では、オレイン酸が高いことがわかったのです。このことから、必須脂肪酸で最も量的に多いリノール酸がＬＤＬ－Ｃの主な脂肪酸だと言えます。

さて、リノール酸代謝とα－リノレン酸代謝は、多くの酵素の段階で競合的です。魚の摂取が多いと、摂取するリノール酸が多くても炎症と関連した生理活性物質としてのオメガ6系のプロスタグランディンやロイコトリエンなどのエイコサノイドが増えにくいことがわかっています（巻末の図12を参照）。

一方、オメガ6系エイコサノイドと心疾患死亡率には正相関があることから、魚介類を多く摂取する日本人では、血中リノール酸濃度の上昇を抑制し、かつEPAやDHAがLDL－Cの成分として末梢の血管に送られ、その結果、動脈硬化を抑制し心疾患死亡率の低下をもたらしていると考えられます（巻末の図13を参照）。

実際にはリノール酸だけでなくEPAやDHAも高い場合があり、このことがLDL－Cは高くても動脈硬化が進まない本当の理由ではないでしょうか。

◎将来の病気にかかわる、摂ると危険な脂質とは？

一般に食事の量は、女性よりも筋肉質で体の大きい男性の方が多くなります。肉や魚も男性の方が多くとる傾向にあります。

これまでの日本人の研究では、すべての脂肪酸を男性が量的に多く摂取し、オメガ3脂肪酸／オメガ6脂肪酸の摂取比率は男性の方が高く、一方、女性では、オメガ6脂肪酸であるリノール酸やアラキドン酸などの血清脂肪酸比率が高く、血清オメガ3脂肪酸／オメガ6脂肪酸比およびEPA／AA比は男性に比べ低下していました。

このことは、女性で摂取量が多い菓子類に含まれるオメガ6脂肪酸の摂取量が影響したとも考えられますが、それ以上に魚介類の摂取が少ないことが要因です。

食生活と動脈硬化の関係をみた研究（対象は男性）では、日本人では海洋由来の血清オメガ3脂肪酸レベルは日系米国人や米国白人の2倍高くあらわれました。さらに頸動脈エコーでみた動脈硬化度は日本人では低く、海洋由来のオメガ3脂肪酸レベルが高くなるにつれ頸動脈ＩＭＴは薄くなることがわかりました。ところが、日系米国人や米国白人では同様の関係は認められませんでした。

また、米国人女性を対象にした「Ｎｕｒｓｅｓ，Ｈｅａｌｔｈ Ｓｔｕｄｙ」では、血漿ＥＰＡ濃度が高いほど非致死性心筋梗塞のリスクが低く、血漿ＥＰＡおよびＤＨＡの血中濃度が高くなるほどＨＤＬ-Ｃが高くなり、一方、中性脂肪やＥ-セレクチンなどの炎症マーカーが低下していました。マーガリン、ショートニング、菓子類に含まれるトランス型脂肪酸を摂取するほど冠動脈疾患が増えることもわかりました。

このように、食生活でどのような脂質を摂取しているかで、将来病気になりやすいかどうかが変わってきます。コレステロール値をただ下げればよいというのではなく、食品の摂取にみられる性差を念頭においた栄養指導が、今後は必要でしょう。

ステップ3　ＬＤＬ－Ｃの質が良ければ動脈硬化は進まない

◎コレステロール摂取量とコレステロール値は本当に無関係？

「卵はコレステロールが多いから食べ過ぎると良くない」と思っていませんか？　確かにひと昔前までは、それが常識のように語られていた時代がありました。しかし、今はコレステロールを多く含む食品を食べても、血中コレステロール値には影響がないとされています。厚生労働省の食事摂取基準からも、２０１５年からコレステロールの上限値が撤廃されています。ほんとうにコレステロール摂取量とコレステロール値に関係はないのか。ここで紹介しましょう。

当院では食事に関するアンケートを、ＢＤＨＱ（簡易型自記式食事歴法質問票）を使って行っています。最近１ヵ月間の食習慣を知ることができる調査票をチェックすると、個人の栄養摂取量がわかる優《すぐ》れものです。

それによると、女性では、高ＬＤＬ－Ｃ血症の方はコレステロールそのものの摂取量を控えている方が多いのですが、当院を受診された40歳代女性は高ＬＤＬ－Ｃ血症にもかかわらずコレステロール摂取量が、一日１１７０㎎（同じ性別・年齢の平均的な摂取量はおよそ３６０㎎）で、表4にありますように卵９２０㎎（同じ性別・年齢の平均的な摂取量はおよそ１７０㎎）と過剰でした。

当日の血液データも表5にありますようにＬＤＬ－Ｃ１９７㎎／dL、ＨＤＬ－Ｃ１００㎎／dL、中性脂肪30㎎／dLと高ＬＤＬ－Ｃ血症が見られました。

その後、卵の摂取を減らし、魚の摂取を増やすように指導しました。

頸動脈エコーでは年齢的に若いこともあり動脈硬化の所見は無く、薬物療法としてスタチン（コレステロール低下薬）ではなくＥＰＡ１８００㎎／日（その後ＥＰＡ９３０㎎＋ＤＨＡ７５０㎎に変更）を処方し、2年後にはＬＤＬ－Ｃ１１８㎎／dL、ＨＤＬ－Ｃ73㎎／dL、中性脂肪35㎎／dLと、ＬＤＬ－ＣとＨＤＬ－Ｃの低下がありました。コレステロール摂取量は1日５９０㎎（うち卵１５８㎎）と半減し、卵は１／６に減少しました。

この方のＬＤＬ－Ｃの推移をみると、卵の摂取がかなり影響していると考えています。た

（表4）女性40歳代　高LDL-C血症（BDHQ）

〔40歳代女性の受診時の食事状況と血液検査結果〕

総脂質（%エネルギー）	2014.3	2016.6
肉類	7.3	4.5 ⬇
油脂類	6.3	8.0 ⬆
魚介類	3.3	5.4 ⬆
卵類	10.2	1.8 ⬇
菓子類	1.0	4.7 ⬆
コレステロール（mg/日）		
卵類　卵とじやオムレツ	920	158 ⬇
魚介類	63	180 ⬆
肉類	124	94 ⬇
乳類	30	1 ⬇
菓子類	21	93 ⬆

本症例ではロトリガ（EPA930mg+DHA750mg）服用前後

＊某社のサプリDHA＆EPAの一日量はDHA300mg、EPA100mg

（表5）女性40歳代　高LDL-C血症

血中脂肪酸	2014.3	2016.6	基準値（μg/mL）
DHA	120.6	158.1 ⬆	48.6-152.4
EPA	44.2	231.0 ⬆	11.6-107.2
ジホモ-γ-リノレン酸	22.4	12.3 ⬇	10.9-43.5
アラキドン酸	319.8	151.4 ⬇	85.1-207.8
リノール酸	1722.9	798.6 ⬇	399.1-949.8
オレイン酸	613.5	314.6 ⬇	194.7-766.2
ステアリン酸	317.7	182.1 ⬇	104.5-253.6
パルミチン酸	853.3	436.6 ⬇	281.5-789.4
血清脂質			基準値（mg/dL）
LDL-C	197	118 ⬇	<140
HDL-C	100	73 ⬇	≧40
中性脂肪	30	35	<150

だし、その背景に卵の調理法が関係している可能性があり、その点については後述します。なお、本例でもLDL－Cとリノール酸の関係は密接で、EPA投与前のリノール酸値17 22・9μg／mLから、投与後は798・6μg／mLまで低下しました。リノール酸も半分以下に減っていたのです。

◎ストップ動脈硬化！　そのために何ができるか

動脈硬化を防ぐ一番のポイントは、第1章で述べた通りLDL－Cの小型化、そしてLDL－Cの酸化を防ぐことです。次に、「脂質異常症」にならないこと。つまり、HDL－C（善玉）を増やしてLDL－Cと中性脂肪を減らし、血中脂質を適正に保つことです。中性脂肪を減らすことで、LDL－Cの小型化も抑制できる可能性があるからです（中性脂肪の上昇によりLDLの小型化が起こります）。

当院で％E（エネルギー）により高脂質食群と低脂質食群とに分けて調べたところ、女性の非高血圧群では高脂質食群で肉類や油脂類の摂取が多かったのですが、魚介類の摂取に差はありませんでした。ところが、女性の高血圧群、男性の高血圧群ではともに高脂質食群で肉類、油脂類、魚類の摂取が多くなっていました。

また、女性の非高血圧群を肥満度（体重／身長の二乗）により低ＢＭＩ群（ＢＭＩ22未満）と高ＢＭＩ群（ＢＭＩ22以上）に分けた場合、高ＢＭＩ群では油脂類の摂取が多かったのですが、肉類や魚介類では差がありませんでした。

したがって、女性の非高血圧群の高ＬＤＬ－Ｃ血症は、肉類や油脂類の摂取によるリノール酸の摂取過剰が原因で、中年女性の洋風な食生活が背景にあると思われます。一方、高血圧群の高ＬＤＬ－Ｃ血症では、魚介類の摂取がＬＤＬ－Ｃの質を改善し、日本人の動脈硬化抑制に関係していると考えられます。また、肥満の要因として油脂類の過剰摂取が関係する可能性が示唆されました。

さらに、このことがオメガ6脂肪酸のジホモ－γ－リノレン酸とＢＭＩの間の正相関の背景にあるようです。肥満の方は油脂の制限が重要です。

◎魚を多く摂る女性は頸動脈エコー検査で問題なし

ＬＤＬ－Ｃは総コレステロールの約60％のコレステロールを含んでいるため、ＬＤＬ値が高いと危険と言われますが、日本人のＬＤＬ－Ｃは必ずしも悪玉とは言えません。

その証拠に頸動脈エコー検査をすると、日本人にはＬＤＬ－Ｃが高くても動脈硬化が進んでいない方が多いのです。ということは、日本人のLDL－Cは、質が良いと言えるのではないか。そう私は考えています。

冠動脈疾患が少ないグリーンランドの人と冠動脈疾患が多いデンマーク人の研究では、リン脂質やコレステロールエステルの脂肪酸の中身が違っていることが報告されています。具体的には、オメガ3脂肪酸であるEPA豊富なアザラシの肉を食べるグリーンランドの人のリン脂質やコレステロールエステルには、当然EPAが多く含まれていました。このことから、食生活が和食中心で魚をよく食べる日本人のLDL－Cにも、EPAやDHAが多く含まれていると考えられるのです。

さて、当院に通院中の60代女性は、毎年必ず採血と頸動脈エコーを受けに来られます。この方の場合、LDL－Cは初診時168㎎／dLで、その後、170～217㎎／dLと推移し、最終データは185㎎／dLとなっています。頸動脈エコーでは総頸動脈最大IMTは0.6㎜、頸動脈球部最大IMTは1.0㎜と年齢相応です。この10年以上頸動脈エコー所見はほとんど変わらず、投薬は行わず、食事指導のみ行っています。もちろん、正常血圧で耐糖能異常もありません。最終データは、LDL－C185㎎／dLのほか、HDL－C84㎎／dL、中性脂肪64㎎／dLで、HDL値が高めで中性脂肪が低めの症例です。

この方の場合、コレステロール摂取量が520㎎（同じ性別・年齢の平均的な摂取量はおよそ310㎎）、そのうち魚介類より244㎎（同じ性別・年齢の平均的な摂取量はおよそ95㎎）の摂取で、魚介類を多く摂取していることがわかります。ただし、肉からも57㎎摂取されています。魚介類を多く摂取する日本人では、血中リノール酸濃度の上昇を抑制し、かつEPAやDHA濃度が高くなる傾向があるのですが、本例ではリノール酸濃度も高くなっています。BDHQ（簡易型自記式食事歴法質問票）による解析では、油脂の制限が不十分なためと考えられます。

ステップ4　女性には女性のコレステロール対策を

◎女性は、動脈硬化がかなり進まないと心筋梗塞を発症しない？

女性ホルモンであるエストロゲンは、脂質代謝ではLDLコレステロールの低下、HDLコレステロールの増加をもたらすだけでなく、一酸化窒素（NO）を増やすことで血管内皮の機能を改善する作用をもっています。そのため、更年期に入りエストロゲンが低下すると、肝臓でのＬＤＬ受容体からのＬＤＬの取り込みが低下し、血中に停滞するため、血中のＬＤＬ値は徐々に高くなり、閉経後60歳位まで上昇し続けます。

また、中性脂肪の上昇によりＬＤＬの小型化が起こります。その結果、女性の動脈硬化は更年期以降に進むということになり、心筋梗塞などの疾患の発症も、男性に比べておよそ10年程度遅れることになります。

◎女性は総コレステロール値で一喜一憂しないこと

女性の総コレステロール値は、閉経前は男性よりも低いのですが、50歳ぐらいを境に逆転し、男性よりも高くなっていきます。しかし、総コレステロール値の変化に一喜一憂する必要はありません。

動脈硬化の進行度（ステージ）を見るための検査法には、早期のＦＭＤ、中期のＰＷＶ、末期のＡＢＩがありますが、幅広く観察できるのは、頸動脈エコーによるＩＭＴ（内中膜複合体厚）と冠動脈ＣＴです。このうち、診療所で行うのに最適なのはＩＭＴです。動脈硬化を起こすと血管壁が厚くなったり硬くなったりします。その様子が画像で確認できます。

当院でも2006年より頸動脈エコー検査を導入し、左右の総頸動脈と頸動脈球部、内頸動脈の最大IMTを測定しています。

頸動脈エコーは、血液の流れだけでなく、血管の壁の厚みまで見ることができます。頸《くび》の太い方では、頸動脈が深い位置（頸動脈の近位部が体表から2㎝以上の場合）にあり画像が見えにくいことがありますが、非高血圧女性の頸動脈エコー診断では、比較的痩せ型であることが多く、測定しやすいです。

頸動脈エコーでは最大IMT（内膜と中膜を合わせた複合体の厚み）を測定しますが、リスク因子との関係を見た研究によると、年齢や収縮期血圧が高くなるに従い厚くなるのは男女ともに見られましたが、総コレステロールが高くなるにつれ厚くなったのは男性のみ。女性では最大IMTと総コレステロールは関係なかったのです。

◎頸動脈エコーは、心疾患や脳卒中予防に役立つ優れもの

米国の疫学研究「ARIC」では、冠動脈の動脈硬化を原因に血栓が閉塞して起こる心筋梗塞などの冠動脈疾患の発症に関し、平均IMT（平均内中膜複合体厚で最大IMTを含む3点の平均値）が1㎜を越えると、1㎜以下に比べ男性でハザード比1・85倍、女性で5・

07倍と危険度が高いことが報告されています（巻末の表6を参照）。このことは、男性では動脈硬化度が進むにつれて徐々に冠動脈疾患が増えるのに対し、女性では1㎜を超えると急激に冠動脈疾患が増えることを示しています（図14）。言い換えると1㎜以下では、冠動脈疾患はほとんど発症しないことを意味します。

また、脳卒中に関して、平均ＩＭＴが1㎜を越えると、1㎜以下に比べて男性でハザード比1・98、女性で3・31でした。冠動脈疾患ほどではありませんが、やはり性差が認められました。

したがって、女性ではかなり動脈硬化が進まないと、冠動脈疾患や脳卒中の発症が見られない。よって、外来診療で女性に軽度のＩＭＴ肥厚が見られた場合でも、慌てて薬を増やす必要はなく、生活指導に力を入れることができます。特に女性の高ＬＤＬ－Ｃ血症では、予測以下のＩＭＴ肥厚の場合が多いことを当院でも確認しています。

◎心筋梗塞が男性に多いワケはコレだった

男女間には、心筋梗塞発症率のタイムラグが10年、脳卒中発症率のタイムラグが5年あると言われていますが、その理由を説明するには、動脈硬化の程度の差だけでなく、発症

（図14）動脈硬化度と冠動脈疾患発症率の関係に男女差

〔男性では直接的に上昇、女性は1mmを超えると急激〕

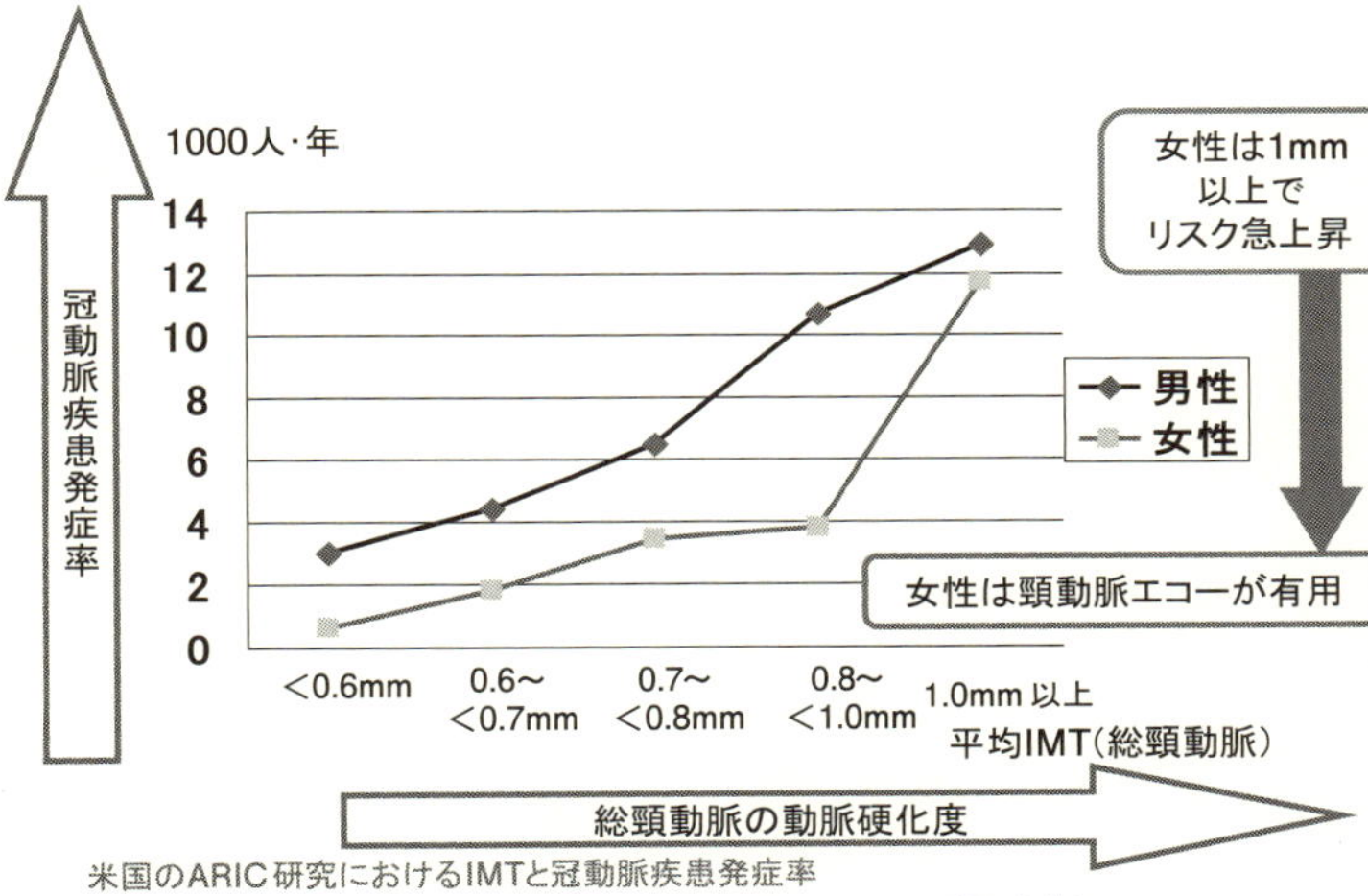

米国のARIC研究におけるIMTと冠動脈疾患発症率
（Lloyd EC,et al. Am J Epidemiol 1997;146:483-494より引用改変）

に関係する背景因子の違いからきているものと考えた方が理解しやすいようです。

つまり〝男性であることこそがリスクである〟可能性が高いのです。具体的には、男性としての攻撃性があるあまり、カッとなった際に血圧が上昇し血管内皮が損傷、その結果、プラークが破綻し急性心筋梗塞を発症するというのは、日常臨床で〝良くあるケース〟です。実際、当院における心筋梗塞の発症も多くは男性です。

私の知り合いの医師は、出勤後、病院の医局で朝の一服（喫煙）を楽しんでいる時に心筋梗塞を発症し、そのまま同病院のCCUに入院されました。初めてのゴルフ・ラウンドの際、スタートホールでショットするときに心筋梗塞を発症された方やパターをしようとして発症された方もいます。運動量の少ないゴルフはメンタル面にストレスが多いスポーツです。

結局、男性の精神医学的特徴の攻撃性が心筋梗塞発症の大きな要因と考えています。したがって、動脈硬化度が低い場合でも心筋梗塞を発症することがあり、若年男性であっても注意が必要です。

◎女性は55歳から心配せよ

前述の米国研究では、男性では総頸動脈の平均IMTが増えるにつれ冠動脈疾患死も増える関係にあったのに対し、女性では平均IMTが1㎜を超えないと明らかな増加はありません。そのため、女性の冠動脈疾患死は高齢者に集中します。

実際、当院の45~54歳の非高血圧女性では、頸動脈球部に1・5㎜以上のプラークが認められたのは、33例中わずか1例でした（巻末の図15を参照）。ところが、55歳~69歳の非高血圧女性（131例）の血清脂質と頸動脈IMT、血清脂肪酸の関係を調べたところ、頸動脈球部に1・5㎜以上のプラークが認められたのは、131例中23例もありました（巻末の図16を参照)。

このように、動脈硬化の初期像である頸動脈のプラークでさえも年齢が若いと見つからないのですから、55歳未満ではＬＤＬ－Ｃの値で将来を予測するのは困難です。また、ＬＤＬ－Ｃの基準値設定(詳しくは92ページ)を行うには10年以内に心筋梗塞を発症する必要があり、その前段階をプラーク形成と想定すると、更年期以降に上昇するＬＤＬ－Ｃが安定し、プラーク形成が進む55歳以降のＩＭＴが指標として使えると考えています。ＬＤＬ－Ｃの基準値を設定するにしても、女性は55歳以降で良いと考えます。

ステップ5　目を向けるべきはＬＤＬ－Ｃより脂肪酸

◎心筋梗塞や動脈硬化予防には魚や紫蘇《しそ》油の摂取が有効、逆に植物油と肉類摂取に注意

オメガ3脂肪酸の生理作用としては脳・神経機能の発達と維持、網膜機能の維持、心疾患、

脳血管障害の抑制、アレルギー・炎症の抑制、抗腫瘍活性などが報告されています。オメガ3脂肪酸を多く含む食材は魚やエゴマ油（紫蘇油）、アマニ油などです。

これまで行われた多くの研究で、魚油の摂取により動脈硬化性疾患の発症が抑制されることがわかっています。また、プラーク形成についても血中のＥＰＡやＤＨＡが高いと小型のＬＤＬ－Ｃが減少し、ＬＤＬ－Ｃの酸化が抑制され、プラーク内の脂質が減少し、血流と接する線維性被膜が厚くなります。このことはＥＰＡやＤＨＡの摂取によりプラークが安定化することを意味します。

そのほか、人種的には米国人と比較した調査で、日本人男性は米国人男性よりオメガ3脂肪酸の割合が多く、総頸動脈ＩＭＴが薄かったこともわかっています。日本人は、ＬＤＬコレステロールにＥＰＡやＤＨＡが多く含まれるため、欧米人と比べれば、動脈硬化度は軽度で冠動脈疾患の絶対リスクが低いということが言えます。

一方、オメガ6脂肪酸には心疾患、脳血管障害の促進、アレルギー・炎症の促進、発癌促進などが報告されています。オメガ6脂肪酸を多く含む食材は、植物油や肉などですが、ラットの実験ではオメガ6脂肪酸主体の大豆油に比べ、オメガ3脂肪酸主体の紫蘇油では大腸腫瘍や腎腫瘍の発生が明らかに少なくなっていました。またＥＰＡに関するＪＥＬＩＳ研究では、ＥＰＡ非投与群で冠動脈疾患と脂肪酸の関係を調べたところ、冠動脈疾患発症のリスクを有意（「統計的にはっきり」の意）に高めたのはリノール酸だけでした。

一方、ＥＰＡの投与により、心血管疾患の二次予防効果（心筋梗塞などの既往がある例の心血管疾患の発症予防をみる）があることもわかりました。具体的には、主要冠動脈イベント（突然死、致死性および非致死性心筋梗塞、不安定狭心症、血管形成術、ステント術、冠動脈バイパス術）をＥＰＡ非投与群に比べ19％減少させました。

心筋梗塞や動脈硬化予防には、魚やエゴマ油（紫蘇油）、アマニ油の摂取が有効、と覚えておきましょう。

◎ＪＰＨＣ研究でも、魚摂取で同様の効果

日本人の冠動脈疾患と魚食の関係について、ＪＰＨＣ研究では、表7にありますように魚の摂取が多くなると心筋梗塞が減少しました。また、肉や卵の摂取が増えても、それ以上に魚の摂取が増えたことで、コレステロール摂取は増加したとしても、心筋梗塞は減少したことになります。その理由は前述のＬａｎｄｓの実験式でも明らかにされています。

つまり魚の摂取が多いとリノール酸を多く摂取してもオメガ6系エイコサノイドが増えに

（表 7）日本人における魚の摂取と冠動脈疾患（JPHC）

	1（少）	2	3	4	5（多）
魚（g/日）	23	51	78	114	180
ω3多価不飽和脂肪酸(g/日）	0.3	0.6	0.9	1.3	2.4
ω6多価不飽和脂肪酸（g/日）	6.6	7.9	9.0	10.5	13.7
コレステロール（mg/日）	197	253	303	361	517
牛、豚、ラム （回/週）	2.3	2.1	2.2	2.4	3.1
鶏肉 （回/週）	3.4	3.9	4.3	4.7	5.5
卵 （回/週）	3.4	3.9	4.3	4.7	5.5
心筋梗塞のハザード比（多変量解析後）	1	0.81	0.85	0.78	0.47（0.26−0.85）

魚の摂取が多くなるとn3/n6比が大きくなる

Circulation.2006;113:195-202

くく、また、オメガ6系エイコサノイドと心疾患死亡率は正相関関係にあるため、逆に心筋梗塞の発症が抑制されたと考えられます。

◎日本人のコレステロール摂取、卵の調理法次第で雲泥の差

今でもテレビを見ていると、コレステロールを上げるものとしていくらやたらこ、ししゃもなどを食べない方が良いという風潮があります。しかし、それは誤りです。体にはコレステロールの量を調節する機能があり、必要なときは体内での合成を増やし、コレステロールの摂取量が多いと肝臓でのコレステロール生合成を抑制します。

さて、ここでステップ2を復習してみましょう。ＬＤＬには脂肪酸が含まれており、リノー

ル酸がその主体であると説明しました。となると、コレステロールの摂取量より、リノール酸濃度を高める食材を食べるとLDL－Cが高くなり、リノール酸濃度が低下する食材を食べるとLDL－Cが低くなるという法則が成り立ちます。

日本人では、卵類、魚介類、肉類、乳類、菓子類などからコレステロールを摂取していますが、食材に入っているコレステロールよりも脂肪酸の影響が大きく、肉の脂や菓子から摂取する油脂の方が問題なのです。

卵については、当院に通院中の60代女性が、食事内容を目玉焼きからゆで卵2個に変えたところLDL－Cが29㎎／dL低下した例があります。確かに、卵のコレステロールは豊富ですが、LDL－Cを高めるかどうかは調理法に左右される可能性があります。油脂を使わない生卵やゆで卵として食べるとLDL－Cは高くならず、一方油脂を使い目玉焼きや卵焼きにすると高くなる可能性があり、調理法に関しても検証すべきです。

◎フィッシュアンドチップスは魚料理、なのになぜ悪いか

英国にフィッシュアンドチップスという料理があります。英国はわが国同様四方を海に囲まれ、魚の摂取もでき、冠動脈疾患が少なそうですが、実際は逆で、冠動脈疾患を多く発

症します。その要因は、調理法と考えられます。

本来、魚料理はLDL－Cを低下させるはずですが、植物油を使ったことで、逆にLDL－Cが高くなった可能性があります。つまりリノール酸を多く含むサラダ油などで調理をすればLDL－Cは上昇に転じる可能性があるのです。

いずれにしてもフィシュアンドチップスは、少なくともオメガ6系のエイコサノイド（体にとって有害な炎症物質）を増やす食材と考えています。魚と一緒に食べるポテトチップスにも問題があるといえそうですが……。

◎LDL－C以上に脂肪酸がリスクと考えよう

ステップ2で、オメガ6脂肪酸であるリノール酸の過剰摂取はLDL－C上昇を招く、とご紹介しました。

そこで、55歳以上（で高血圧も糖尿病の病歴のない非喫煙女性）の非高血圧・非耐糖能異常の非喫煙女性（n＝86例）で頸動脈IMTと年齢、血糖、血清脂質、脂肪酸、血圧値などのリスク因子との関係をステップワイズ法による重回帰分析により検討したところ、総頸動脈最大IMTではジホモ－γ－リノレン酸（DGLA）と正相関、頸動脈球部最大IM

Tではリノール酸と正相関が共に認められました。

ステップワイズ法による重回帰分析は、全てのリスク因子の中で何が最も関係しているか、をみることで、この場合、最大IMTを肥厚させる要因を探し出すことを目的にした統計解析の方法です。

したがって、まず年齢、血糖、血清脂質、脂肪酸、血圧値などのリスク因子の中で、総頸動脈最大IMTの肥厚と関係があったのは、悪玉と言われるLDL-Cではなく、ジホモ-γ-リノレン酸（DGLA）で、ジホモ-γ-リノレン酸が高くなるほど総頸動脈最大IMTが厚くなること。

次に頸動脈球部最大IMTの肥厚と関係があったのはやはりLDL-Cではなく、図17にありますようにリノール酸で、リノール酸が高くなるほど直線的に頸動脈球部最大IMTが厚くなることがわかったのです。

つまり、動脈硬化には、LDL-Cのコレステロール量ではなく、コレステロールエステルの脂肪酸であるリノール酸やリノール酸の代謝過程で生じるジホモ-γ-リノレン酸の影響の方が大きいことが示唆されたのです。

ちなみに、当院の調査では、血中DGLA濃度が高くなるにつれ総頸動脈最大IMTの厚みが増すことがわかりました。また、オメガ3脂肪酸の製剤を投与するとDGLAが低下することもわかりました。

これらのことから魚介類の摂取により、DGLAが低下することで、日本人の総頸動脈IMTが欧米人より薄いというシナリオが完成しました。事実、図18にありますように、日本人、米国白人、日系米国人のそれぞれ男性の頸動脈エコーによる総頸動脈IMTについて比較したところ、日本人男性が最も薄く、プラークが少ないことなどがわかります。

なお、DGLAはオメガ6脂肪酸でアラキドン酸の前駆物質、その濃度が高くなるにつれ肥満度が高くなり、メタボリックシンドロームや糖尿病の発症とも関係する脂肪酸であることが最近報告されています。

（図18）の「日本人の総頸動脈IMTは欧米人より薄い」は、日本人男性は、米国人白人男性や日系米国人男性と比べて頸動脈IMTは薄く、冠動脈石灰化頻度も低いことをあらわしていて、これには、魚の摂取量が関係している可能性があると思われます。

（図 17） リノール酸が高くなるほど IMT が厚くなる

〔頸動脈球部最大 IMT とリノール酸の関係〕

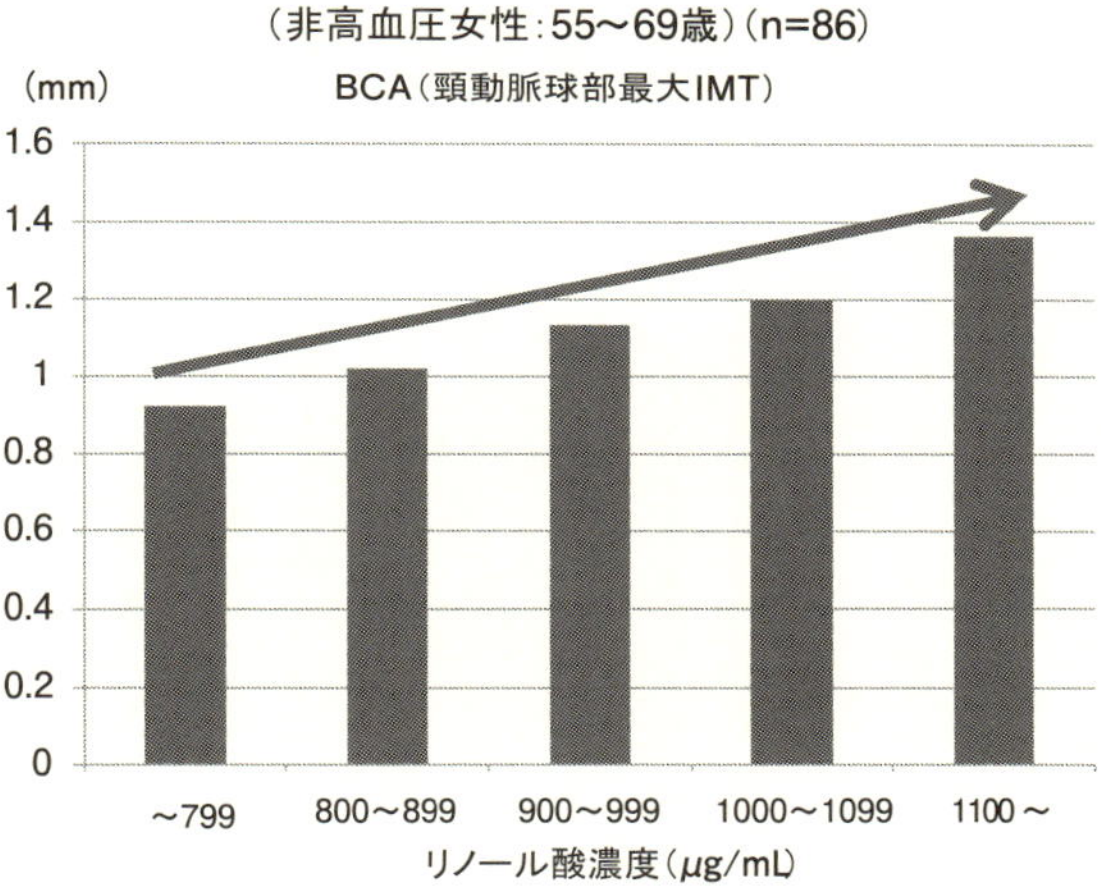

（図 18） 日本人の総頸動脈 IMT は欧米人より薄い

〔頸動脈 IMT、プラークおよび頸動脈石灰化〕

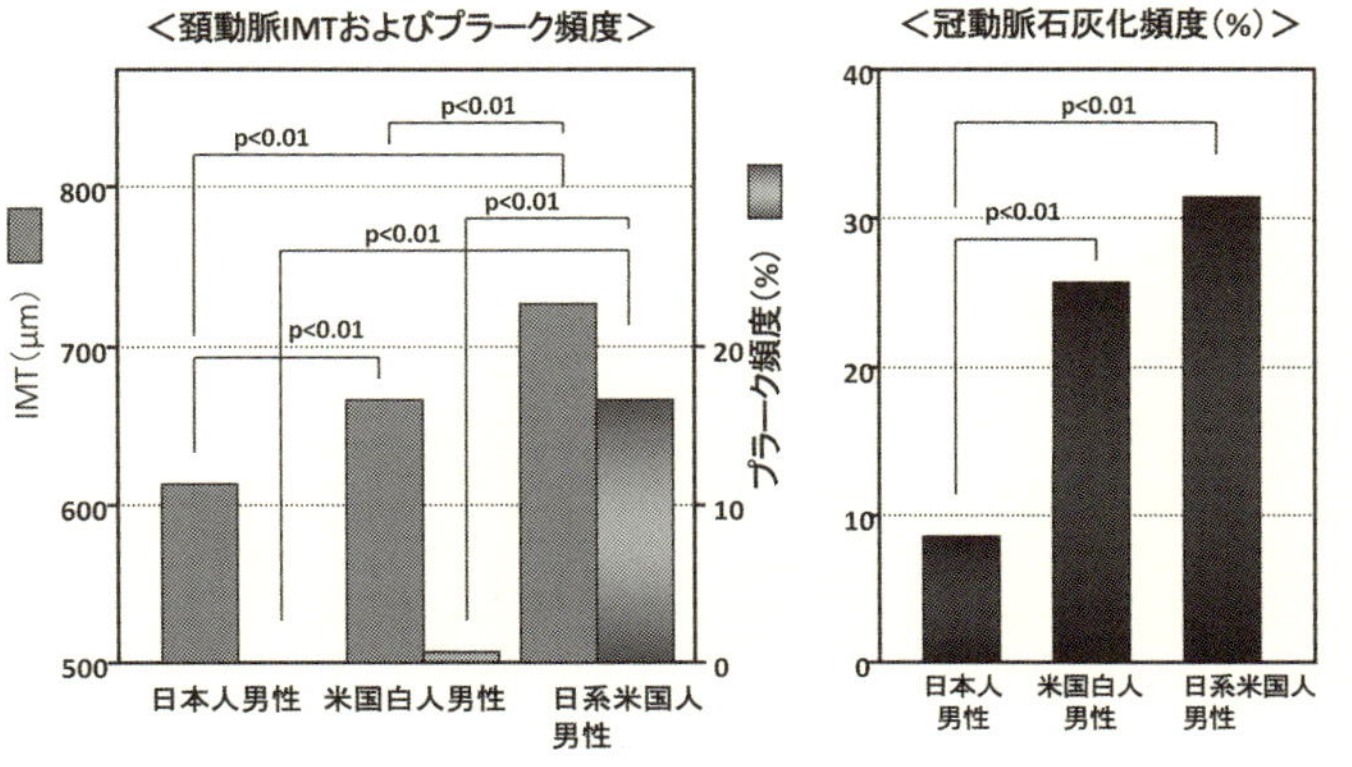

J. Am. Coll. Cardiol 52 p417 – 424, 2008

◎ジホモ－γ－リノレン酸（DGLA）と糖尿病

糖尿病と脂肪酸の関係についても触れておきましょう。以下「糖尿病とその合併症予防の脂質栄養ガイドライン〝糖尿なのに脂質（あぶら）が主因〟（日本脂質栄養学会2017年発行）」から引用しました。

血漿リン脂質の脂肪酸と糖尿病発症率の関係では、飽和脂肪酸のステアリン酸、一価不飽和脂肪酸のパルミトレイン酸および多価不飽和脂肪酸のDGLAのリン脂質中濃度が高くなるにつれ糖尿病の発症率が高くなり、一方では、リノール酸が少ないほど、糖尿病発症率が高くなるのです（巻末の図19を参照）。

また、インスリン抵抗性と脂肪酸の関係では、図20にありますように多価不飽和脂肪酸の中でDGLAのみがインスリン抵抗性の指標と正の相関、つまりDGLA濃度が高くなるほどインスリン抵抗性が高くなるのです。

DGLAはリノール酸の代謝過程でできる脂肪酸で、アラキドン酸の前駆物質です。ただし、糖尿病ではリノール酸の摂取量が多いのに、血漿リン脂質では濃度が低いこと、一方でリノール酸から作られるDGLAの濃度が高いことから、これを作る酵素（鎖長延長酵素とΔ6－不飽和化酵素）の活性が糖尿病で高くなっていると推測されます（巻末の図21を参照）。

（図20）脂肪酸DGLAが高くなるほどインスリン抵抗性が高い

〔インスリン抵抗性と脂肪酸の関係〕

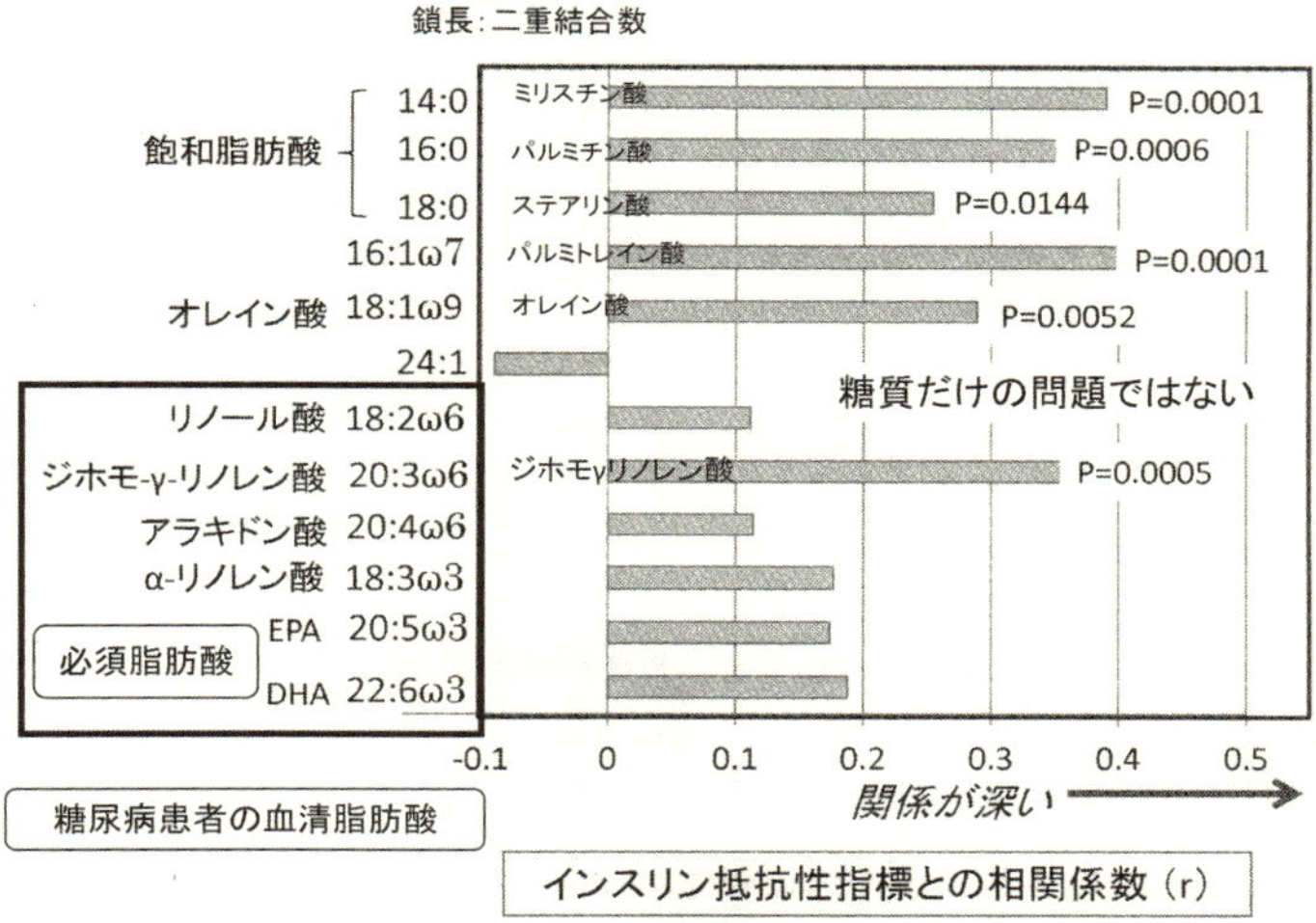

Kusunoki M et al., J Med Invest 2007; 54:243-7

また、ＤＧＬＡ濃度が高くなっているのにアラキドン酸の濃度が糖尿病と対照群であまり変わらないことから、アラキドン酸をつくるΔ5‐不飽和化酵素の活性が下がっているか、あるいは変わらないと推測されます。なお、ＤＧＬＡは、高血圧グループでは肝機能の基準値であるＧＯＴやＧＰＴと正相関します。脂肪肝の成因と関係しているのでしょう。

◎魚を食べない若い人たちは、将来、冠動脈疾患が爆発的に増えるかもしれない

魚類にはＥＰＡやＤＨＡが豊富に含まれており、牛肉や豚肉の脂身にはリノー

ル酸が含まれています。

当院で行っている食事アンケート（ＢＤＨＱ）では、最近1ヵ月間の個人の栄養摂取量がわかります。それによると、男性高血圧患者では魚介類の摂取量が増えると血中リノール酸は低下し、肉類の摂取量が増えると血中リノール酸やアラキドン酸などのオメガ6脂肪酸が高くなることがわかりました。予想的中で、やはりリノール酸を含む肉類の摂取がリノール酸濃度を高め、動脈硬化が進みやすいといえそうです。

また、脂肪酸は肝臓内でオメガ3脂肪酸、オメガ6脂肪酸ともに同じ酵素で代謝されます。そのため摂取するリノール酸が多くてもそれ以上に魚の摂取が多いと、オメガ6系エイコサノイドが増えにくくなります。オメガ6系エイコサノイドと心疾患死亡率には正の相関関係があることから、魚介類を多く摂取する日本人に心疾患が少ない大きな要因になっています。

ただし、日本人の若年者では魚介類の摂取が少なくなっており、将来は爆発的に冠動脈疾患が増える可能性が高いと言えるでしょう。

◎スタチンはＬＤＬ－Ｃだけでなく、リノール酸も低下させる

一般に使われているコレステロール低下薬（スタチン）と脂肪酸の関係についてみていきましょう。「スタチン＊による治療は本当に必要なのか？」という核心に迫る話題でもあります。

動脈硬化を抑制するには、LDL－Cを下げるより、リノール酸やDGLAなどのオメガ6脂肪酸を低下させる必要があります。そこでLDL－Cが高い女性40例（平均LDL－C＝185mg／dL）に、血液中のコレステロール値を強力に低下させる薬「ストロングスタチン（多くはピタバスタチン）」を投与したところ、総コレステロール、LDL－C、中性脂肪などの血清脂質（巻末の図22を参照）はもちろん、図23（83ページ）のようにリノール酸、オレイン酸、ステアリン酸、EPAやDHAなどの脂肪酸をも低下させました。

具体的にはLDL－Cは185mg／dLから118mg／dLへ、リノール酸は1094μg／mLから875μg／mLへ低下しました。つまり頸動脈球部のプラーク形成に関係するリノール酸をスタチンは低下させたのです。

ところが、総頸動脈IMTの肥厚に関係するDGLAは低下させませんでした。ということは、DGLAは糖尿病の発症と関係しているとの報告もあり、スタチンにより糖尿病に類似した脂肪酸パターンになることがスタチンによる糖尿病発症と何らか関係している可能性が考えられます。また、ＥＰＡやＤＨＡを低下させてしまうことから、オメガ3脂肪酸の製剤との併用が必要なケースが出てきます。

また、日本人にＥＰＡを投与したＪＥＬＩＳ研究で、プラバスタチンなどのスタンダードスタチンにＥＰＡを上乗せしなかった対照群では、リノール酸のみが主要冠動脈イベントの増加と関係していたことが報告されています。このことはスタンダードスタチンではリノール酸の低下が不十分であったことが要因と考えられます。

＊スタチンとは、脂質異常症の治療薬として世界中で広く使われている薬剤。主に血液中のＬＤＬコレステロール（悪玉コレステロールとも呼ばれる）を低下させる。商品名としては、メバロチン、リポバス、クレストール、リバロ、リピトールなどがある。

◎オメガ3脂肪酸はＤＧＬＡを低下させる

オメガ3酢酸エチル（ＥＰＡ＋ＤＨＡ：商品名ロトリガ）を女性12例に投与した例についてご紹介しましょう。結果は、中性脂肪の低下と図24のようにＥＰＡの上昇、ＤＧＬＡ（ジホモ－γ－リノレン酸）、アラキドン酸やオレイン酸の低下が見られました。

具体的には中性脂肪は１２７mg／dLから１０１mg／dLへ、オレイン酸は７６２μg／mLか

(図 23) ストロングスタチン投与で脂肪酸 (n=40) グループも低下

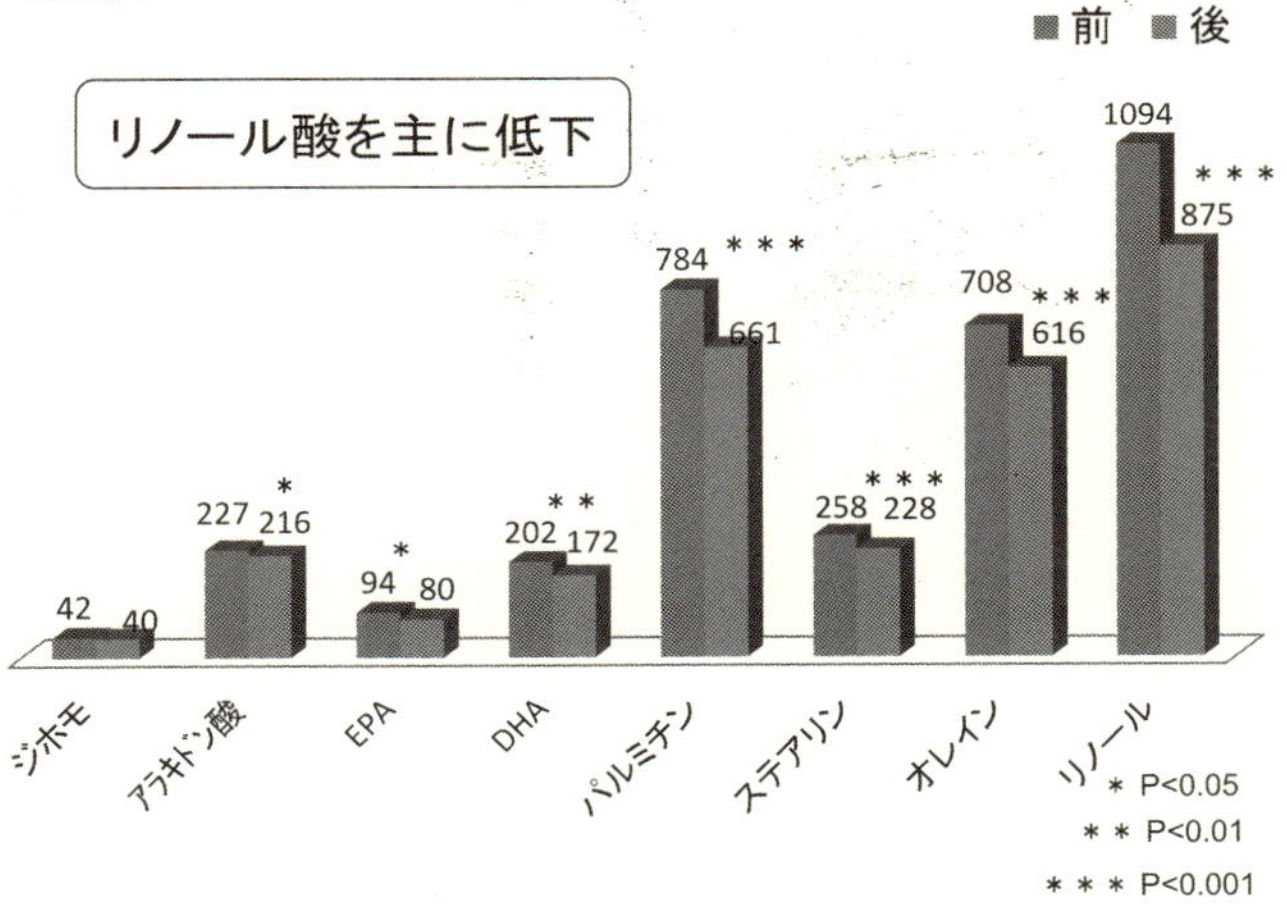

(図 24) オメガ -3 脂肪酸の摂取は DGLA 対策に有効

〔オメガ -3 脂肪酸エチル投与で脂肪酸 (n=12) も低下〕

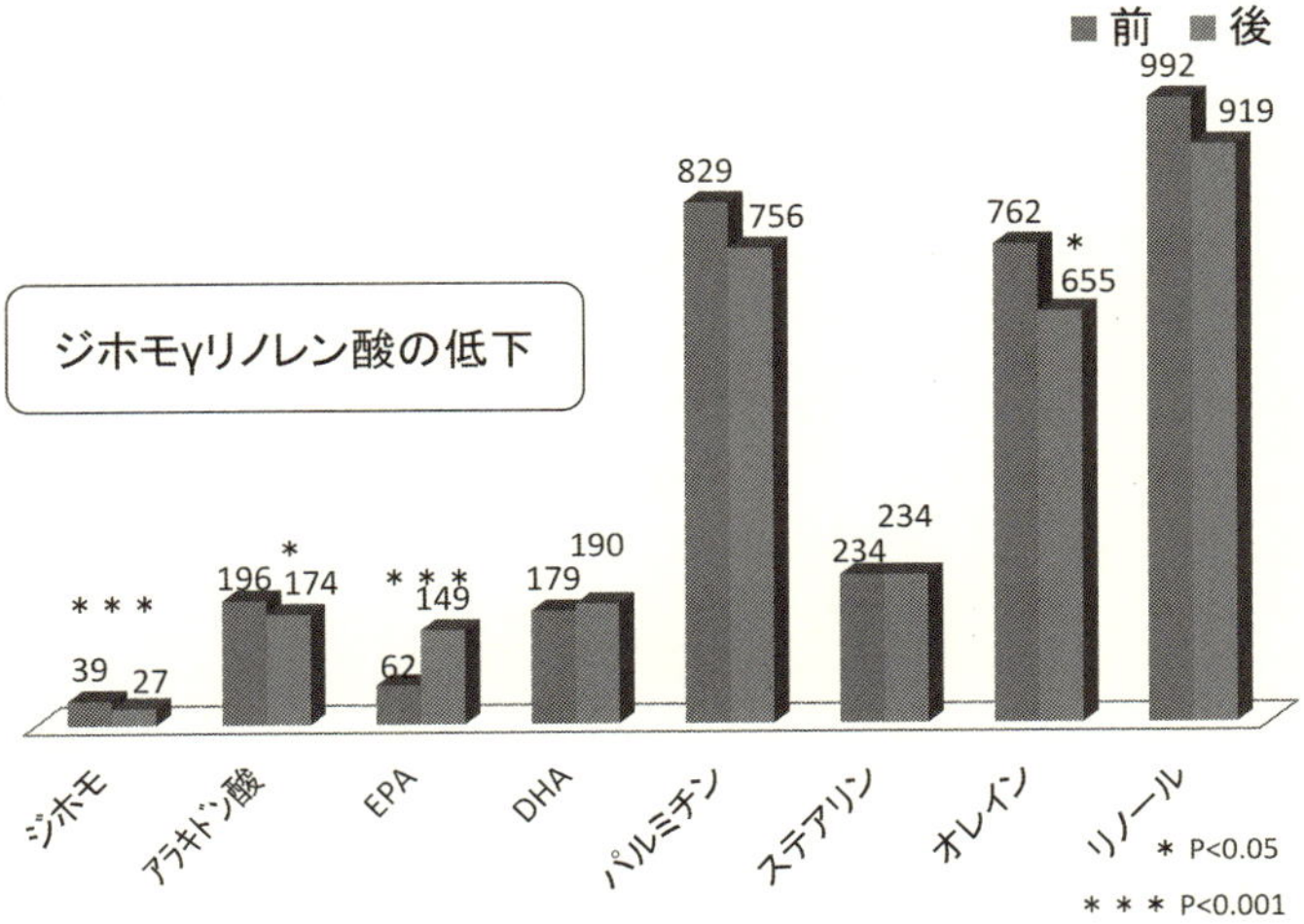

ら655μg／mLへ低下し、DGLAは39μg／mLから27μg／mLへ低下しました。オメガ3酢酸エチルは総頸動脈IMTを肥厚させるDGLAを低下させることから、抗動脈硬化作用があることが示唆されます。

以上より、魚介類の摂取でDGLAが低下することが、肥満度の低下や糖尿病の発症予防と関連し、総頸動脈IMTの肥厚を抑制しているとのシナリオを描くことができます。つまり、かつて魚中心の和食を食していた日本人を想像していただければ理解しやすいと思います。

今後、DGLAは注目の脂肪酸と言えるでしょう。

用語解説／オメガ3酢酸エチルとは？
オメガ3酢酸エチルは、医療保険適用薬のロトリガ（EPA＋DHA）のことです。通常のサプリメントと違い、EPAやDHAの含有量が数倍多く、その分、有用性が高いといえます。

◎オメガ3酢酸エチルは、酸化されやすい小型のLDL-Cを大型化して動脈硬化を防ぐ

HDL-Cの低下や中性脂肪の高値が、女性の動脈硬化に大きく影響する点では、メタ

ボリックシンドロームが注目されます。

ウエスト周囲径に国際糖尿病連盟（ＩＤＦ）のアジア人の基準である男性90㎝以上、女性80㎝以上を、ＨＤＬ－Ｃには男性40㎎／dL未満、女性50㎎／dL未満という米国のＮＣＥＰの基準を採用した久山町研究によると、メタボリックシンドロームを合併しないものに対し、メタボリックシンドロームを合併すると、男女とも、冠動脈疾患のリスクは有意に上昇しました。

また、米国のフラミンガム研究では、男女ともメタボリックシンドロームがあると、ＬＤＬ－Ｃ粒子の小型化が起こり、それとともに大型のＬＤＬ－Ｃ粒子が減少し、小型のＬＤＬ－Ｃ粒子が増加しました。ＬＤＬ－Ｃが小型化すると酸化されやすくなり、動脈硬化が起こりやすくなるのは前述した通りです。

さらに、メタボリックシンドロームと心血管疾患発症の関係についても調べたところ、男性はＬＤＬ－Ｃの量と粒子の小型化がともに重要だったのに対し、女性ではＬＤＬ－Ｃ粒子の小型化のみが重要である可能性が示されました。このことは、日本動脈硬化学会の動脈硬化性疾患予防ガイドライン２０１７年版で採用された吹田研究で、男性ではＬＤＬ－Ｃとメタボリックシンドロームの合併がリスクだったのに対し、女性ではメタボリックシンドローム自体がリスクであったことと一致しています。

さて、オメガ3酢酸エチルは、超悪玉と言われるLDL3～7の分画を減少させ粒子を大型化させることが報告されています。言い換えると、LDL中のオメガ3脂肪酸／オメガ6脂肪酸比を高め、中性脂肪を減らすことによりLDLは大型化します。

以上、性差という視点からみると、女性にとってはLDL－Cの小型化が問題なのであって、女性の動脈硬化を防ぐには、「LDL－Cの量よりも〝質〟を優先すべき」と考えます。LDL－Cの診断基準値を男女同じにすることには根拠がありません。今でも性差を無視し続けている日本動脈硬化学会の暴挙に憤りを感じます。

第３章

男と女ではコレステロールの考えを変えよ

第3章要点まとめ

- 女性ホルモンには動脈硬化を予防する働きがある
- 日本動脈硬化学会のコレステロール基準値は男性向け、女性には使えない
- 治療が不要な女性にもコレステロール低下薬が投与されてきた
- 女性の基準は55歳でＬＤＬ-Ｃ１８０mg／dL以上を目安とせよ
- 女性の基準は人間ドック学会の基準範囲が実用的

本章ではいよいよ〝悪玉といわれるLDL－Cが高い場合の対処法〟として、薬物療法を選択するかどうか迷った場合に役立つ知識をご紹介します。

脂質異常症の治療薬として、よく使われるコレステロール低下薬であるスタチン（詳しくは80、103ページ）が、本来必要ない患者に投与されている実態があります。そこで、本章では、根拠のない女性のコレステロール基準値とその結果行われている薬物療法の真実について、多くの方に知っていただきたいと思います。

女性ホルモンには動脈硬化を抑制するスゴイ作用がある！

まず、女性の健康に寄与している女性ホルモンであるエストロゲンは、閉経前の脂質異常症や動脈硬化の発症を抑制します。そのため、結果として心筋梗塞などの動脈硬化性疾患の病態には性差（男女差）があります。

具体的には、エストロゲンの抗動脈硬化作用の主なものは血管内皮の保護作用、抗酸化作用ですが、脂質代謝では善玉（HDL－C）を増やして、悪玉（LDL－C）を減らす働き、HDL－CによってLDL－Cの酸化防止作用を高めるなどの作用があります。さらに、HDL－Cは末梢の細胞からコレステロールを取り除き、肝臓へ運ぶ機能をもっているため、動脈硬化の防御機構としての役割を持ちます。また、肥満に対しても、エストロゲンには内臓脂肪を分解し、皮下脂肪を増やす作用があり、高血圧の発症に対してもナトリウムの排泄を促進することで抑制しています。

ただし、注意したいのが喫煙の影響です。たばこは、エストロゲンの分解を促進し、動脈硬化を進展させるだけでなく、プラーク破綻の要因にもなります。若い世代でも喫煙は、体にとって大きなダメージとなります。

1 女性には使えない男性のコレステロールの基準値

こうした女性ホルモンの働きをふまえた上で、コレステロールの基準値について再度考えてみましょう。

さて、通常の血液検査では、集団の95%を正常とする危険率の考えを導入し、得られた基準範囲を基準値としています。すなわち、基準範囲＝基準値です。まず、図25（91ページ）を見てください。女性のＬＤＬ－Ｃの基準範囲は更年期に入り55～59歳位まで上昇し、その後、安定します。例えば、30歳代までのＬＤＬ－Ｃ上限値は１４０㎎／dL位だったのが55～59歳位になると１９０㎎／dL位まで上昇しています。この方法だと容易に年齢別の基準範囲を設定できます。

それにも関わらず、ＬＤＬ－Ｃの基準値については、統計学的な基準範囲で決められたものではなく、次のような問題があるのです。

問題点①日本初のガイドラインで決まった高ＬＤＬ－Ｃ血症基準値の怪しさ

日本人では、心筋梗塞は欧米に比べ少ないにもかかわらず、コレステロール低下薬であるスタチンが多く処方されています。その大きな要因になっているのが欧米よりの低い基準値と管理基準の問題です。ここでは疑問点を明らかにするためにＱ＆Ａの形式にしました。

Ｑ１　ＬＤＬ－Ｃの基準値はどうやって決まったのでしょうか?

Ａ１　心筋梗塞が多い男性のみを対象に基準値を決めていることが問題です。

ＬＤＬ－Ｃの場合は悪玉といわれる通り、心筋梗塞を発症しにくい値から発症しやすく

（図 25）女性の LDL-C は更年期から 59 歳位まで上昇

〔女性の LDL-C の基準範囲と加齢変化〕

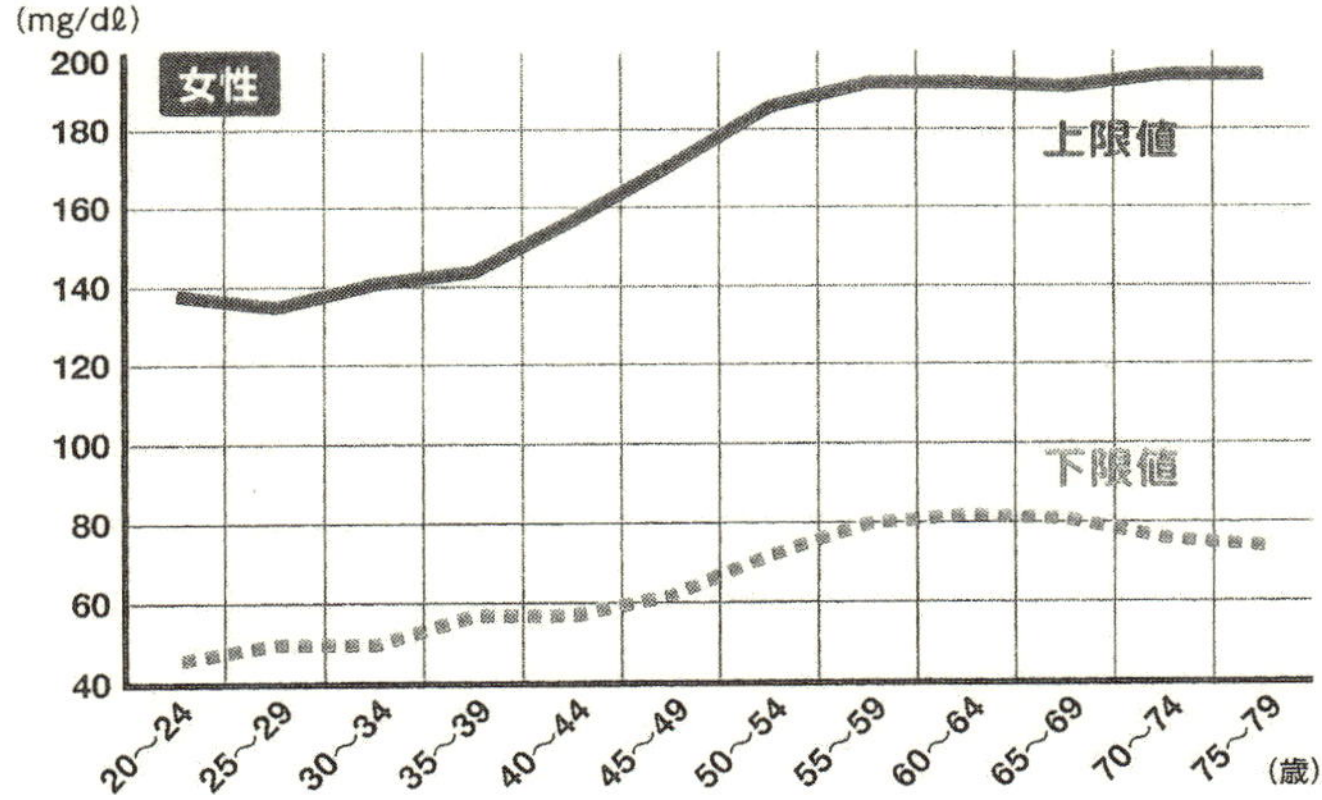

（大櫛陽一『健康診断「本当の基準値」完全版ハンドブック』 宝島社 ,2017.）

なる値へ移行する境界の値（カットオフ値）により決めています。そのため、心筋梗塞が発症しないと基準値は決められません。言い換えると、ＬＤＬ－Ｃがいくら高くても、心筋梗塞の発症がなければリスク因子として評価されないはずなのです。その背景には、第２章でも述べたように、ＬＤＬ－Ｃの悪玉性に人種差があります。どの疫学研究でも日本人の心筋梗塞は少なく、欧米の１／３程度ですので、基準値を決めるだけの症例数は集まりません。

しかし、１９９７年発行の日本動脈硬化学会のガイドラインでは、いくつかの疫学研究をまとめて解析するメタアナリシスという方法で、高コレステロール血症の基準値を決めています。しかも、心筋梗塞が多い男性のみを対象にしています。その結果、総コレステロールの基準値が220㎎／dL以上になっていますが、欧米の240㎎／dL以上に比べ20㎎／dL低く設定した根拠は示されていません。LDL－Cの基準値140㎎／dL以上についても同様です。もちろん、女性についての根拠はまったく示されていません。

問題点②更年期以降LDL‐Cが上昇する女性の特徴が無視されている

Q2　女性だけに見られるLDL－Cの特徴とは?
A2　女性では更年期にLDL－Cが上昇しますので、その影響を考慮する必要があります。

基準値は、研究開始時のLDL－Cを基準に10年以上経過観察し、10年間に心筋梗塞が発症したことをイベント（証拠）と評価し、イベントの増加を確認することで決まります。したがって、10年間心筋梗塞が発症しない若い世代の方は、LDL－Cの高さに関わらず基準値作成に役立たないのです。そのため、若い世代のLDL－Cの基準値は存在しません。

ただし、日本動脈硬化学会のガイドライン（動脈硬化性疾患予防ガイドライン２０１７年版）は、遺伝性のある家族性高ＬＤＬ－Ｃ血症を見逃さないために、薬物療法を検討する基準を１８０mg／dL以上としています。

女性では、更年期になると女性ホルモンであるエストロゲンが低下し、ＬＤＬ－Ｃが高くなりますが、55歳～64歳までは心筋梗塞を発症する方は日本人では少ないため、45歳～54歳までの更年期女性のＬＤＬ－Ｃ基準値の設定は不可能です。よって、女性の皆さんは、健康診断のコレステロール値を見るとき、ＬＤＬ－Ｃ値にこだわりすぎなくて良いということになります。

Ｑ３　女性のＬＤＬ-Ｃの基準値を決めるとしたらどうなる？

Ａ３　55歳以上で基準値設定が可能だが、日本女性はそもそも冠動脈疾患死が少ない

心筋梗塞は女性では65歳以上になると発症してきます。したがって、55歳以上では、10年間に心筋梗塞を発症する例が十分あればＬＤＬ－Ｃの基準値設定ができます。つまり、Ｑ＆Ａの２で説明したように、イベントがＬＤＬ－Ｃがどのレベルで増加するかを確認でき

ます。

まず注目すべきは、女性では図25（91ページ）に見られるように、更年期にＬＤＬ－Ｃが上昇するという点です。基準値を設定するには、10年間に発症する心筋梗塞で評価するため、結局、女性では55歳以上の集団から基準値を設定することになりますが、すでに集団のＬＤＬ－Ｃ平均値自体が高くなっており、結局、基準値が男性より高くなるのは当然なのです。

ＬＤＬ－Ｃ値が高いという点のみで、動脈硬化のリスクをはかるのはあまり意味がないことと、覚えておきましょう。

ここで英国の研究結果を見てみましょう（図26）。英国の45～64歳の男性７１３７名、女性８２６２名を平均17年間追跡調査した疫学研究では、冠動脈疾患による死亡は、男性では総コレステロール２３１mg／dL辺りから上昇が見られたのに対し、女性では総コレステロール２７７mg／dLを超えてやっと上昇し、明らかな性差が認められました。女性の基準値は、男性より総コレステロールが40～50mg／dL高くて良いことになります。

一方、日本の研究ではどうだったでしょう。ＮＩＰＰＯＮ ＤＡＴＡ80は、対象者約1万人を19年間死亡追跡した疫学調査で、解析数男性４０９８人、女性５２５５人のうち、総コ

(図 26) 血清コレステロール値と冠動脈疾患死・脳卒中死 (英国)

〔英国の調査で男は総コレステロール 231㎎ /dL から上昇、女性は 277㎎ /dL を超えてから上昇で、明らかに性差あり。女性は男性より 40 ～ 50 高くてよい〕

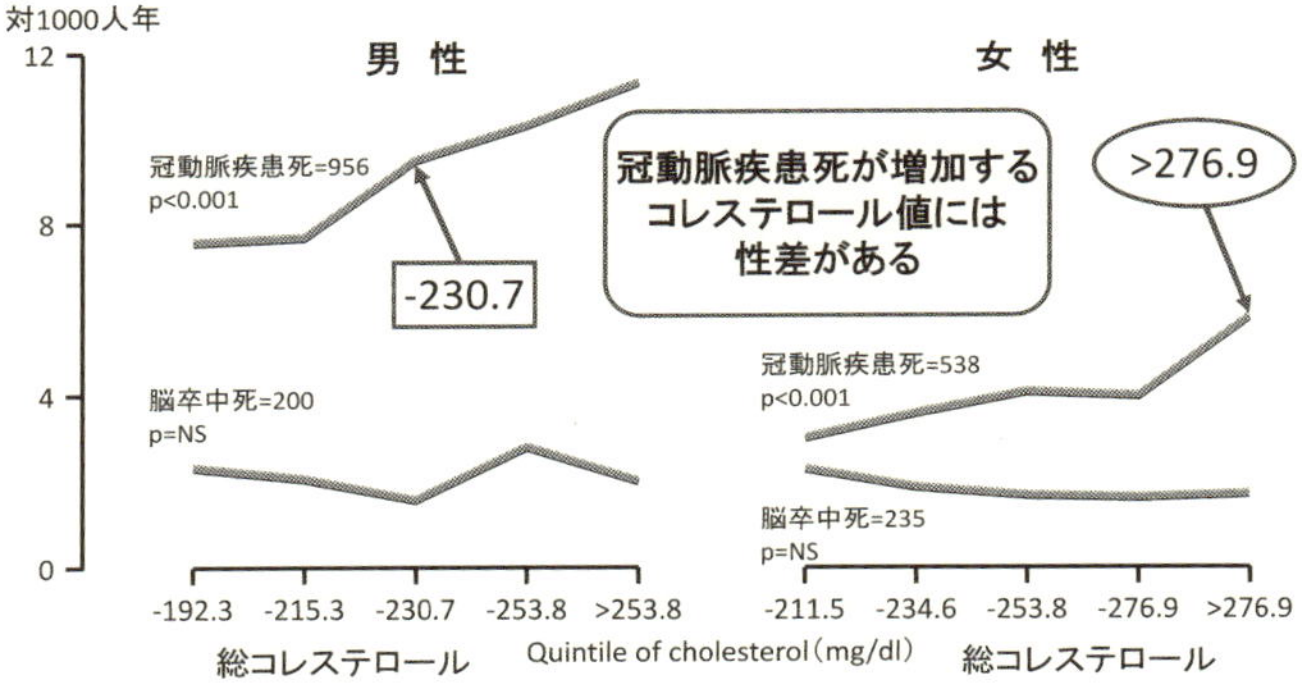

対象：45-64歳、17年
男性 7137名、女性 8262名

（QJMed, 89: 343-349, 1996）

(図 27) 日本人女性はそもそも冠動脈疾患死が少ない

〔女性は総コレステロールと冠動脈疾患死との関係ナシ〕

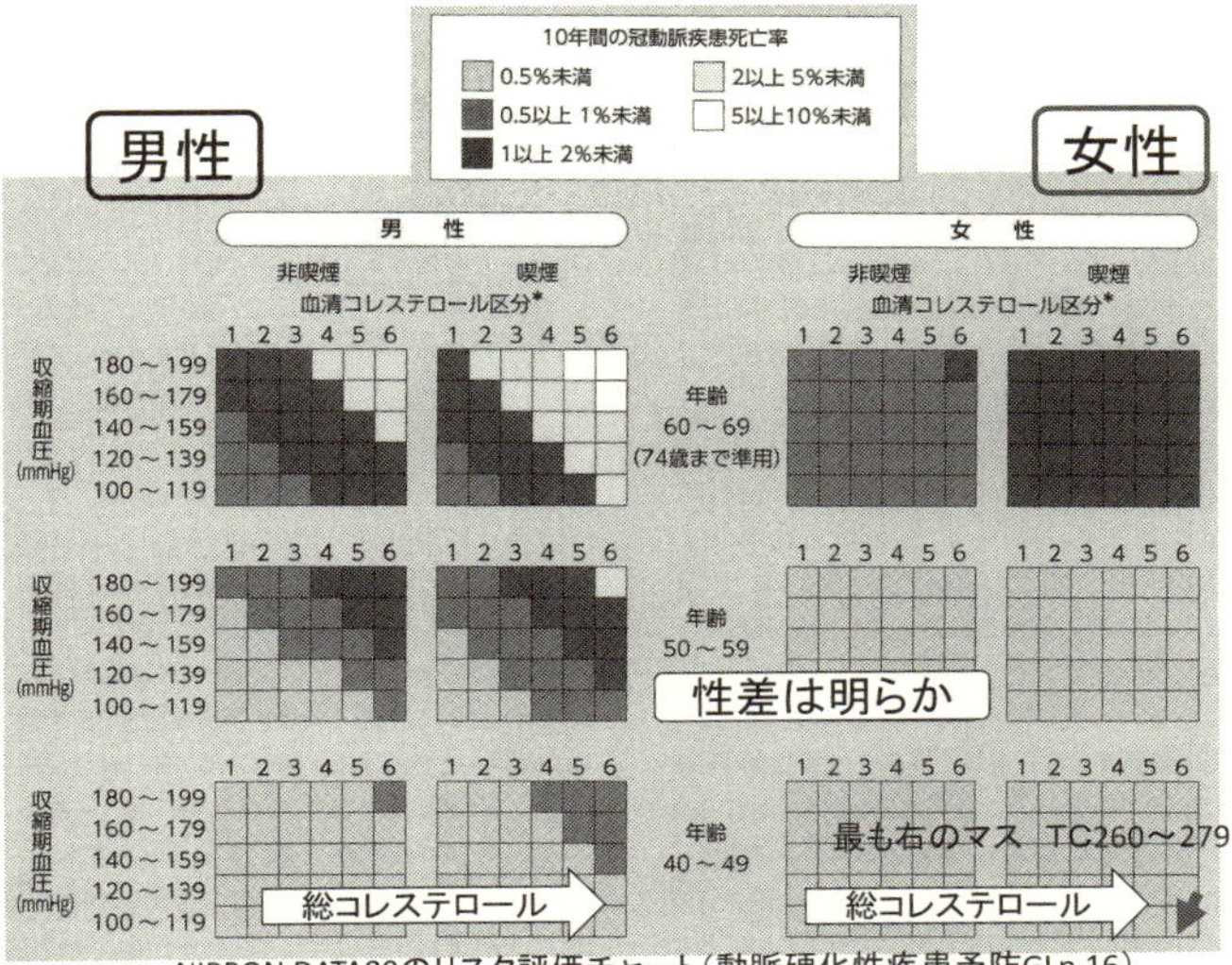

NIPPON DATA80のリスク評価チャート（動脈硬化性疾患予防GLp.16）

レステロール160〜279㎎／dLを、20㎎／dL幅で6つにわけ、死亡原因との関係を調べたところ、脳卒中死においては、男女とも血圧上昇とともに総コレステロールの低下が死亡リスクを上昇させています。

冠動脈疾患死においては、男性では総コレステロールの上昇が冠動脈疾患死の増加と明らかに関係するのに対し、女性では総コレステロールと冠動脈疾患死との関係はなく、女性では喫煙や糖尿病の有無、加齢が大きな影響を与えていました（図27・95ページ）。総コレステロール260〜279㎎／dL（LDL－C180〜199㎎／dLに相当）でも60〜69歳のチャートで血圧が高い群でのみ冠動脈疾患死が増えており、正常血圧群では増えていませんでした。このように日本人の疫学研究では、冠動脈疾患死をイベントとした場合、あまりにイベント数が少ないため、女性では基準値設定ができないのです。

Q4　結局、女性ではLDL－Cがいくつ以上ならリスクになる？

A4　〝閉経後高LDL－C血症〟の女性（55歳以上）の基準値として「180㎎／dL以上ならリスク」とするのが適切

（図 29）頸動脈球部最大 IMT と LDL-C の関係

〔非高血圧女性：55 ～ 69 歳〕（n=131）

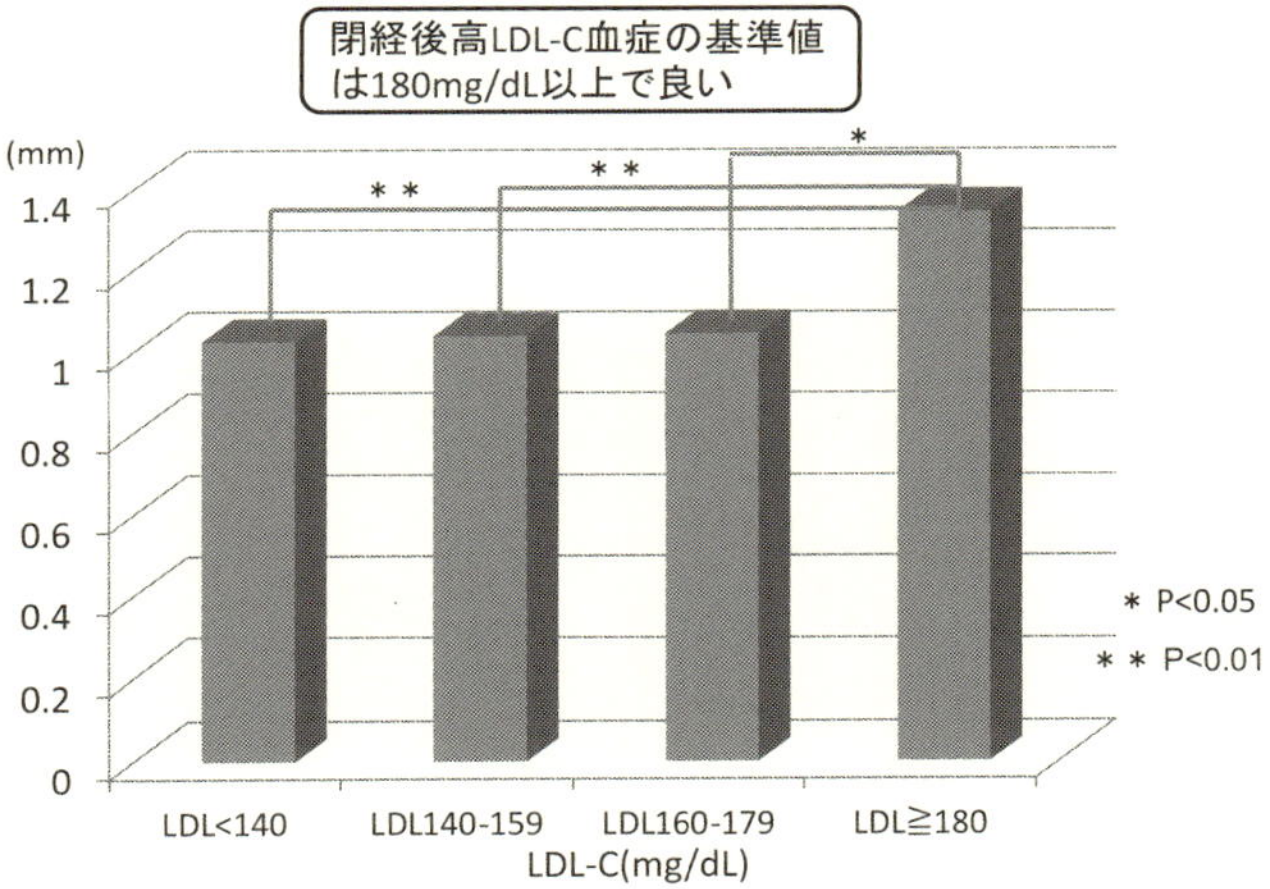

当院では、ＬＤＬ－Ｃのリスク性を評価するために頸動脈エコーによるプラーク測定を行っています。当院の45歳〜54歳の非高血圧女性（33例）の血清脂質と頸動脈ＩＭＴ、血清脂肪酸の関係を調べたところ、頸動脈球部に１・５mm以上のプラークが認められたのは、33例中１例のみでした。これではＬＤＬ－Ｃがいくつ以上ならリスク？という質問に答えることはできません。同様に、55歳〜69歳の非高血圧女性（１３１例）では、１３１例中23例もありました。つまり、55歳以上になると頸動脈球部の最大ＩＭＴでＬＤＬ－Ｃのリスク性を評価することが可能といえるのです。

そこで、データをＬＤＬ－Ｃ１４０mg／dL未満、１４０〜１５９mg／dL、１６０〜１７９mg

／dL、180mg／dL以上に分類。総頸動脈最大IMTでは平均0・61mm、0・63mm、0・67mm、0・69mm（p＜0・05）で、180mg／dL以上が、140mg／dL未満に比べ厚く（巻末図28参照）、また、頸動脈球部最大IMTは平均1・03mm、1・04mm、1・06mm、1・34mm（p＜0・01）と、180mg／dL以上では、140mg／dL未満、140～159mg／dL、160～179mg／dLに比べ厚くなっていました（図29）。その結果、55歳～69歳の非高血圧女性では、LDL－Cのリスク性は180mg／dL以上で急速に高まることがわかったのです。

55歳以上の女性では閉経後にLDL－Cが高くなる〝閉経後高LDL－C血症〟として、男性とは区別すべきです。動脈硬化の進行が見られるカットオフ値を基準値とすると、治療が必要な目安はLDL－C180mg／dL以上で良いでしょう。ただし、〝閉経前高LDL－C血症〟では、更年期に40mg／dL位上昇することを考慮し、基準値は140mg／dL以上が妥当といえるかもしれません。なお、米国でリスク因子のない場合のLDL－Cの治療基準値は190mg／dL以上ですので、わが国でも180mg／dL以上、または190mg／dL以上が適切と考えられます。総コレステロールの基準値については後述します。

◎学会のコレステロール基準設定は根拠なくブレまくり

日本動脈硬化学会は1997年以降、動脈硬化性疾患予防ガイドラインを5年おきに改定してきました。

動脈硬化性疾患予防ガイドライン2012年版では、第7章の薬物療法で「一次予防においても、LDL-Cが180mg/dL以上を持続する場合は、薬物療法を考慮する」と記載されました。このことから、LDL-Cの単独リスク性、つまりLDL-Cのみ高い場合のリスクとなる値は180mg/dL以上であることを示唆しています。それにしても、1997年の閉経後の薬物療法適応基準は「総コレステロール220mg/dL以上(LDL-C140mg/dL以上に相当)」であったのに、15年後の2012年には「LDL-C180mg/dL以上を持続する場合」に40mg/dLも高い基準が示されていました。裏を返せば、これまでガイドラインに示されていた基準が、いかに根拠が無かったかを暗に認めたことになります。

2 悪玉コレステロール対策に必要な性差(男女差)の知識

ここまで述べてきたように、ガイドラインに沿った現在の悪玉コレステロール対策は、残念ながら日本人女性に適したものにはなっていません。ご自身の健康を守るためにも、基本的な性差の知識を身につけておくとよいと思います。Q＆Aで要点を抑えておきましょう。

Q１　本来なら、女性のＬＤＬ－Ｃの基準値は男性より高くなるはず？

Ａ１　はい、そうなります。更年期にＬＤＬ－Ｃが上昇する分、女性は、ＬＤＬ－Ｃのみが高い高ＬＤＬ－Ｃ血症が多くなります。加えて、男性に比べＨＤＬ－Ｃが高く、中性脂肪が低いのも特徴的です。したがって、例え高ＬＤＬ－Ｃ血症として男女が同じ値であっても、ＨＤＬ－Ｃや中性脂肪にも性差があることから、心筋梗塞を発症しやすくなるＬＤＬ－Ｃの値（基準値）が同じになるはずはありません。

Q２　コレステロールと肥満の関係にも男女差はあるの？

Ａ２　あります。男性では、肥満度の指標であるＢＭＩが高くなるにつれ脂質異常症（高コレステロール血症、低ＨＤＬ血症、高中性脂肪血症など）が増え、明らかに肥満と関係があります。一方、女性でも肥満度が高くなるにつれ高コレステロール血症、低ＨＤＬ血症、高中性脂肪血症などが増えますが、一方で、痩せるほど高

（表８）人間ドック学会の基準範囲

〔更年期以降のLDL-C上昇を考え、年代別にしている人間ドック学会の基準の方が日本動脈硬化学会より実用的〕

	年代	男性		女性	
		下限	上限	下限	上限
TC	30-44	151	254	145	238
	45-64			163	273
	65-80			175	280
LDL-C	30-44	72	178	61	152
	45-64			73	183
	65-80			84	190

コレステロール血症が増加するという現象もみられます。

というのも、女性では善玉のHDL－Cも悪玉のLDL－Cも高い場合が多く、LDL－Cの悪玉性が発揮されにくいのです。よって、心筋梗塞の増加をもたらすLDL－Cの基準値設定が男性よりも高くなるのは当然です。

Q３　結局のところ、女性の基準値はどうなる？　年齢での区切りは必要？

A３　人間ドック学会では、表８にありますように、女性では更年期以降のLDL－Cの上昇を考慮して年代別（30～44歳、45～64歳、65～80歳）の基準範囲を設定しているのに対し、男性では年齢に関係なく基準範囲が設定されています。女性では、ＬＤＬ－Ｃに対して、食事性因子よりも閉経の影響が大きいため、年齢別の基準設定は不可避といえるでしょう。そう考えると、人間ドック学会の基準範囲のほうが、日本動脈硬化学会の基準値よりも実用的といえそうです。

注・基準範囲は心筋梗塞を発症しやすいかどうかで決めているのではなく、ある年齢集団のＬＤＬ－Ｃの平均値と標準偏差から統計学的に設定でき、裏を返せば、基準値設定が難しい女性では基準範囲を活用するのが適切といえそうです。

3　ガイドラインの薬物療法適応基準と管理基準で女性は不当なスタチン漬け

ここからは、日本の動脈硬化症疾患予防ガイドラインの管理基準がどのように変わっていったか。基準値設定の矛盾点や問題点について、国内外のデータから検証します。要するに、ガイドラインの管理基準が何度も変更される中で、「本来投薬治療が必要でないレベルの方

（特に女性の皆さん）が不当なスタチン漬けにされてきた」という経緯があります。やや専門的な説明になりますので、付録の「日本動脈硬化学会ガイドラインにおけるコレステロール基準値の変遷と問題点」をご一読いただき、次章に進んでいただいても構いません。

まず、脂質異常症の治療薬をみてみましょう。画期的新薬であったスタチンから説明します。治療薬の変遷イコール「コレステロールの治療の歴史」です。1973年、青カビの一種から強力なコレステロール生合成阻害物質ML－236Bが発見され、その後、ML－236Bを投与したイヌの尿中に、ML－236Bより強いコレステロール合成阻害活性を示す物質があることがわかり、CS－514（プラバスタチンナトリウム）として、メバロチンという薬剤名で商品化されました。このプラバスタチンは、HMG‐CoA還元酵素阻害薬に分類され、同系統の薬剤を「スタチン」と呼びます。

とにかく、スタチンはコレステロール低下薬としてLDL－Cや中性脂肪を下げ、HDL－Cを増やすという脂質異常症治療のベストシナリオを可能にしました。

一方、スタチン以外では、フィブラート系の薬剤であるベザフィブラート（ベザトールSR）やフェノフィブラート（トライコア、リピディル）のほか、最近では、ペマフィブラート（パルモディア）が久しぶりに新薬として登場しました。脂質生合成に対する作用として、コレステロール生合性抑制、中性脂肪生合性抑制があり、リポタンパクの代謝を促進します。また、LDL－C受容体の活性を亢進させ、LDL－Cの代謝を促進します。一方では、HDL－Cが増加します。

その後、小腸でのコレステロールの選択的吸収阻害薬としてエゼチミブ（ゼチーア）、このほかにn－3系のEPA製剤（エパデール）とω3脂肪酸エチル（ロトリガ）があります。現在では、スタチン単独療法、フィブラート単独療法、エゼチミブ単独療法、スタチン＋エゼチミブ併用療法、スタチン＋n－3系、フィブラート＋n－3系などが医療保険の処方として考えられます。

◎過《あやま》ちの始まりは日本動脈硬化学会の高脂血症診療ガイドライン1997

更年期以降のLDL－Cの上昇で、日本人の閉経後女性の平均値は総コレステロール200mg／dLを超えており、かなり多くの女性が基準値を超えていました。そんな中、本ガイドラインでは、表9にありますように、加齢の評価として男性は45歳以上、女性は閉経後とし薬物療法適応基準は、総コレステロール220mg／dL以上（LDL－C140mg／dL以

（表９）閉経後女性の総コレステロール220㎎/dL以上を薬物療法基準とした結果、投薬量急増

〔日本動脈硬化学会の高脂血症診療ガイドライン1997年版〕

カテゴリー	生活指導、食事療法適用基準	薬物療法適用基準	治療目標値
冠動脈疾患（－） 他の危険因子（－）	LDL-C140mg/dL以上	LDL-C160mg/dL以上	LDL-C140mg/dL未満
冠動脈疾患（－） 他の危険因子（＋）	LDL-C120mg/dL以上	LDL-C140mg/dL以上	LDL-C120mg/dL未満
冠動脈疾患（＋）	LDL-C100mg/dL以上	LDL-C120mg/dL以上	LDL-C100mg/dL未満

主要冠動脈危険因子
①加齢（男性45歳以上、女性閉経後）
②冠動脈疾患の家族歴
③喫煙習慣
④高血圧（140かつ・または90mmHg以上）
⑤肥満（BMI26.4以上）
⑥耐糖能異常

上）となっていました。特に何の根拠も示さず「閉経後女性では総コレステロール２２０㎎／dL以上を薬物療法適応基準」としたことにより、女性のコレステロール恐怖症を煽り、スタチンの使用量は急増しました。

結論からいうと、日本動脈硬化学会は、LDL－Cを管理するだけで動脈硬化を管理できるという幻想を国民にもたせることに成功したのです。

動脈硬化性疾患診療ガイドライン２００２年版ではどうだったでしょうか。日本のガイドラインではリスク因子の増加によるLDL－Cの管理基準値を１６０㎎／dL未満、１４０㎎／dL未満、１２０㎎／dL未満、１００㎎／dL

未満としましたが、米国では160mg/dL未満130mg/dL未満、100mg/dL未満、70mg/dL未満となっていました。少なくとも管理目標値が米国では30mg/dL刻みで、日本では20mg/dL刻みというのも、根拠はありません。

その後、2013年米国心臓病学会と米国心臓協会はLDL-Cの管理目標値は必要ないものと判断し、スタチンの適用として、①動脈硬化性心疾患既往 ②40~75歳の糖尿病患者でLDL-C70~189mg/dL C70~189mg/dLであるが、10年間の動脈硬化性心血管疾患のリスクが7・5%以上④LDL-C190mg/dLと、以上の4つを挙げています。また、76歳以上の高齢者はスタチン投与の対象としないとされました。

③40~75歳の冠動脈疾患や糖尿病をもたずLDL-

このように米国ではコレステロールがそんなに高くなくても心筋梗塞を発症しやすい集団にスタチンを投与する一方で、わが国ではコレステロールが高くても心筋梗塞を発症する可能性が低い集団（特に女性）にコレステロール低下薬を投与してきました。

この問題については、第4章で詳しく説明しています。

◎高脂血症から脂質異常症へ変わった背景、総コレステロールは？

日本動脈硬化学会は、２００２年に動脈硬化性疾患診療ガイドラインを発行し、診断名については高脂血症という表現では低ＨＤＬ－Ｃの理解が進まないという理由で〝脂質異常症〟としました。また、総コレステロールについては、ＬＤＬ－Ｃ（悪玉）とＨＤＬ－Ｃ（善玉）の両方を含むため、議論が複雑になりやすい点との理由で診断や治療の基準から削除されました。

4　意外な事実、数々の臨床試験結果でスタチンは女性に無効が明らかに

日本人女性へのスタチン投与が進む中で、国内外の臨床試験結果が次々に発表され、スタチンが女性に無効であることが次々と明らかになっていきました。注目すべき臨床研究の結果を、いつくかご紹介しましょう。

◎高血圧患者へのスタチンの投与効果は男性に有効、女性に無効！

2003年に発表された臨床試験ASCOT－LLA（北欧と英国・アイルランドで実施）では、総コレステロール値250mg／dL以下の高血圧患者で、そのほかにリスク因子を3つ以上もつ40～79歳の患者に、アトルバスタチン10mg／日によるコレステロール低下療法が冠動脈疾患の発症を予防するかどうかを偽薬（プラセボ）を使った二重盲検法で検討しました。その結果、男性のハザード比が0・59と有意に低かったのに対し、女性では1・10とリスク低下はありませんでした。つまり、スタチンは女性では無効だったのです。

＊ハザード比は相対危険度

◎高齢者へのスタチン投与の効果は男性に有効、女性に無効！

2002年に発表された臨床試験PROSPER（スコットランドとアイルランド・オランダで実施）では、総コレステロール154～346mg／dLの70～82歳の高齢者に、プラバスタチン40mg／日によるコレステロール低下療法が一次エンドポイントである冠動脈死、非致死性心筋梗塞、致死性または非致死性脳卒中の発症を予防するかどうかを偽薬（プラセボ）を使った二重盲検法で検討しました。その結果、男性ではハザード比0・77、女性ではハザード比0・96でした。ここでもプラバスタチンによるコレステロール低下療法は、男性ではリスクを有意に減少させましたが、女性では同様な効果を認めませんでした。

ここでもスタチンは女性には無効だったのです。

◎糖尿病へのフィブラート投与は男性に無効、女性に有効！

2005年、2型糖尿病患者（平均年齢約62歳）を対象に、フェノフィブラートの心血管疾患予防効果をみた試験「FIELD（二重盲検法）」の結果が発表され、プラセボ群でスタチン系薬剤の投与が多かったにもかかわらず、女性では全心血管イベント（心血管疾患死亡、心筋梗塞、脳卒中、冠動脈あるいは頚動脈血行再建術）の有意なリスク低下を認め、男性では同様なリスク低下は得られませんでした。

◎日本人のための臨床試験に疑問、MEGAは結果より先に試験方法に問題？

日本で実施され、プラバスタチン（メバロチン）による心血管疾患の1次予防効果をみた臨床試験、MEGAは、結論から言うと信頼性が低いと言わざるを得ません。

これまで紹介した欧米の臨床試験が偽薬（プラセボ）まで使う盲検試験（患者も医師も

薬の内容を知らない形の試験）だったのに対し、ＭＥＧＡは、ＰＲＯＢＥ法（前向き無作為オープン結果遮蔽試験）という方法で行なわれました。

ＰＲＯＢＥとはProspective（前向き）、Randomized（ランダム化）、Open（オープン）、Blinded（委員会では秘匿される）、Endpoint（エンドポイント）の頭文字をとったものです。担当医、被験者とも割り付け群が知らされている点では二重盲検法に比べてやりやすいのですが、エンドポイントは客観的イベントに限定するという基本的ルールがあります。したがって、狭心症、心不全、一過性脳虚血発作などの客観性のないイベントはエンドポイントに設定しないことになっています（提唱者レナート・ハンソン）。

ところが、ＭＥＧＡでは狭心症や冠動脈血行再建術などもイベントとして評価しています。狭心症や冠動脈血行再建術などのような自覚症状を目安に診断が誘導される病態では、飲んでいない方に精密検査が増え、評価項目のイベント数に差が生じ、その結果、薬は有効と判断されてしまいます。そのため、ＰＲＯＢＥ法には、二重盲検法ほどの信頼性はありません。

◎結局、女性へのスタチンの投与は無効！

メタアナリシスとは、複数の研究結果を分析する方法です。

２００４年に、種々の脂質低下薬による冠動脈疾患予防効果を評価した臨床試験から女性のデータのみを抽出し、一次予防と二次予防（冠動脈疾患の既往あり）に分けてメタアナリシスを行なった結果が発表されました。一次予防ではシンバスタチンによるHPS、プラバスタチンによるALLHAT、アトルバスタチンによるASCOT-LLAなど、二次予防ではシンバスタチンによる4SやHPS、プラバスタチンによるPLAC-II、CAREやLIPIDなどを使用した研究が対象でした。

結果、女性における脂質低下療法は、一次予防では総死亡および冠動脈疾患死、非致死性心筋梗塞の発症の全てで無効でした。

しかし、二次予防では冠動脈疾患死の相対リスクは０・74、非致死性心筋梗塞は０・71とリスクを有意に低下させましたが、総死亡の相対リスクは１・00と影響を与えませんでした。結局、女性のコレステロールを低下させても無効だったのです。

5．2012年版のガイドラインにはリスクが小さければ治療不要の記載

これまで管理基準を設定する際、LDL－Cが高い方がリスクは高いという相対的なリスクで評価してきましたが、2012年版のガイドラインでは、日本人は欧米人に比べ心筋梗塞を発症する人が少ないことを考慮し、10年間の冠動脈疾患による死亡確率で表すことになりました。背景には、LDL－Cの値のみで管理するため、動脈硬化の進んでいない日本人に過剰な治療が行われているという日本脂質栄養学会などの批判に多少答える形で、2012年のガイドラインの改定が行われました。

◎10年間の冠動脈疾患による死亡リスクは小さいことが再確認された

動脈硬化性疾患予防ガイドライン2012年版では、これまでの相対的リスク評価から米国型の絶対リスクに変更されました。NIPPON DATA80の疫学調査研究をもとに作られた総コレステロールと心筋梗塞による死亡の関係がわかるリスク評価チャートが掲載され、10年間の冠動脈疾患による死亡確率から0・5％未満、0・5以上2・0％未満、2・0％以上の項目に分けられ、それぞれ脂質管理基準が設定されました。

しかし、欧米に比べると絶対リスクが1／3程度であることから、リスクが高い2・0％以上の群であっても、実際の動脈硬化度は日本人では軽度のものが多く含まれるはずです。ということは、いずれにしてもLDL－Cの管理が不要な例が多いことになります。

スクリーニングとしての診断基準については「絶対リスクが高い場合に限って治療を勧めるのであり、決して診断基準がそのまま治療対象になるわけではない」と記載され、その前に「治療エビデンスはすべてリスクの高い患者を対象としていることを認識する必要がある」とも記載されました。

これはガイドラインとして一歩も二歩も前進と評価できます。

◎ガイドラインでLDL－Cが高くても薬物療法は不要な場合もあると明記

動脈硬化性疾患予防ガイドライン2007年版には、「一次予防において、3～6ヵ月間、生活習慣の改善を行ったにもかかわらず、LDL－C管理目標値が達成できない場合には、リスクの重みに応じて薬物療法を考慮する」との記載があり、結局、医師が焦って薬物療法に走ることも多かったのですが、2012年版では「一次予防において、生活習慣の改善を十分に行ったにもかかわらず、LDL－C管理目標値が達成できない場合には、リスクの重みに応じて薬物療法を考慮する」と変更されました。期間の縛りがなくなり、経過観察が可能となりました。

このことはＬＤＬ－Ｃ140～179mg／dLの高ＬＤＬ－Ｃ血症のみのリスクの低い例では、治療不要であることを意味しています。

◎根拠のない管理目標値はスタチン販促の最後の砦

日本動脈硬化学会は、2012年版のガイドラインでは、日本人のリスクの大きさが低いことを前面に押し出し、ＬＤＬ－Ｃ管理についても管理不要な例があることを示唆したのですが、その後、2014年には「わが国の実臨床の場では管理目標値があるほうが患者のアドヒアランス（「治療を積極的に受ける」の意）の観点から望ましく、実際に多くの実地臨床家が管理目標値を見て治療の目安にしていることから、従来通り管理目標値を維持すべきであるという考え方である」との見解を表明しました。ということは、根拠もなく管理目標値を目指すことを正当化したのです。

ここにきて、学会の対応は一歩も二歩も後退したことになります。

◎ＪＵＰＩＴＥＲではスタチンは女性にも一時有効とされたが…

２００８年に、ＬＤＬ－Ｃは正常ながら高感度ＣＲＰ値（炎症マーカーの一つ）が高い症例（2mg／L以上）にロスバスタチンを使用した「ＪＵＰＩＴＥＲ」試験の結果が発表されました。ＬＤＬ－Ｃを１３０mg／dLから55mg／dLまで下げても問題がなく、しかも心血管イベントの一次予防効果（心筋梗塞、脳卒中、血行再建術、入院を要する不安定狭心症および心血管死の複合リスクを44％減少）が得られ、さらに、女性にも有用だったことが報告されました。

しかし、一方でＪＵＰＩＴＥＲの結果に対する不備を指摘する論文がＡｒｃｈ Ｉｎｔｅｒｎ Ｍｅｄ誌に掲載され、過大評価で慎重な解釈を要するというものでした。具体的には、スタチンの効果を確かめるためＪＵＰＩＴＥＲを含む11の大規模臨床試験をメタアナリシス（「複数のより高い分析」の意）したところ、死亡率の有意な減少はありませんでした。

◎ガイドライン２０１７年版ではＪＵＰＩＴＥＲの女性へのスタチン効果を否定

２０１７年版のガイドラインでは「ＪＵＰＩＴＥＲでは、対象女性３４２６人に対するスタチン投与で、プラセボ群に比べ不安定狭心症や再灌流療法のリスクは有意に低下したが、心筋梗塞や脳血管障害予防効果は明らかでなかった」と記載されています。そのほか「またこれらのイベントを包括した一次エンドポイントのリスクは65歳以上の高齢女性で有意に低下したが、65歳未満では有意な低下は認められなかった」との記載があります。これは前述のPROSPERでプラバスタチンが高齢女性に無効であったことを考えると矛盾した結果です。

いずれにしても、臨床試験では65歳以上か、未満かで薬剤の効果に差が見られることがあり、薬剤の適応を決める上で重要な因子となりますが、あくまで可能性について検討しているのに過ぎません。

また、2017年版のガイドラインでは「スタチンを用いた大規模臨床27の試験と17万4000を対象としたCTTのメタ解析では、血管疾患既往のない患者において、LDL-Cが38・7mg/dL低下するごとに心血管疾患リスク低下は男性0・72と有意であったが、女性は低下傾向を示すにとどまった」「女性においてスタチンによる動脈硬化疾患の初発予防効果は、男性に比べ明らかでなく、生活習慣改善が治療の中心となる」とも記載されています。結局、女性では、スタチンの一次予防効果は証明されていません。

6　動脈硬化性疾患予防ガイドラインの問題と矛盾、2017年版では吹田研究を活用

ここからは、最新のガイドラインにおける問題点や矛盾点をご紹介します。

まず、動脈硬化性疾患予防ガイドライン2012年版では、NIPPON DATA80を前面に出し、性差は明らかでしたが、2017年版では、データを吹田研究に鞍替えし、LDL-Cについては男女同様の吹田スコアを作成しています。つまり、性差がなくなっているのです。

2009年に発表の吹田研究は、1989年9月〜1994年3月に国立循環器病センターで定期健診を受診した30〜79歳6485人のうち、冠動脈疾患や脳卒中の既往、75歳以上、脂質低下薬の服用などを除いた男性2169人、女性2525人を対象に11・9年間追跡を行いました。心筋梗塞を発症したのは80人（確診41人、心筋梗塞の可能性39人）と予測通りの少なさでした。最低年齢は30歳と低く、一方で最高年齢が79歳と高くなっています。

◎心筋梗塞が少なく絶対リスクを高めるための証拠(イベント)の追加に意図が！

動脈硬化性疾患予防ガイドライン2012年版では、NIPPON DATA80による10年間の冠動脈疾患死の確率による絶対リスクで分けた管理目標設定のためのカテゴリーⅠ低リスク(0・5%未満)、カテゴリーⅡ中リスク(0・5〜2・0%未満)、カテゴリーⅢ高リスク(2・0%以上)でした。

一方、吹田研究を活用したガイドライン2017年版では、吹田スコアによる10年間の冠動脈疾患発症リスクで分けた吹田スコアの得点40以下を低リスク(2%未満)、41-55を中リスク(2-9%未満)、56以上を高リスク(9%以上)と絶対リスクが高くなっています(巻末の図30、表10を参照)。

さて、前述の吹田研究の論文では、心筋梗塞の発症は少なかったのに、吹田スコアではNIPPON DATA80に比べ絶対リスクが高くなっています。冠動脈疾患死をイベントとするNIPPON DATA80では男性67人、女性65人でしたので、単純に比較すると吹田研究の方がイベント数はさらに少ないのです。

ところが、吹田スコアについて、2014年に発表された論文では、冠動脈イベントは213例に増えていました。これは心筋梗塞だけでは症例数が少なかったので、冠動脈形成術、冠動脈バイパスなどの症例を絶対リスクを高めるために追加したのです。

◎ステントは絶対的救いの神ではない

2007年に発表されたCOURAGE試験の結果、安定狭心症に対して、冠動脈に有意狭窄があるというだけでステントによる冠動脈形成術を行っても予後は改善しないことがわかり、米国での待機的冠動脈形成術は急減しています（現在は日本でも減少しているようです）。

ということは、吹田研究の冠動脈形成術症例の中にも、冠動脈形成術が不要であった例も含まれるはずです。心筋梗塞だけでは症例数が少ないという理由で、冠動脈形成術、冠動脈バイパスなどの症例を追加し、症例数を増やした吹田研究のデータには、問題点が大きいと考えます。

◎吹田研究でも女性の〝LDL‐C160mg／dL以上はリスクなし〟

2011年に発表された吹田研究では、冠動脈疾患155例（心筋梗塞51例、心筋梗塞疑い62例、冠動脈バイパス術と形成術合わせて39例、突然死3例）で、動脈硬化のリスク因子として、中心性肥満（腹囲：男性90cm以上、女性80cm以上）、高血圧（130／85mmHg以上）、空腹時血糖高値（100mg／dL以上）、高中性脂肪血症（150mg／dL以上）、低HDL血症（男性40mg／dL未満、女性50mg／dL未満）、高LDL－C血症（LDL－C160mg／dL以上）が挙げられ、ハザード比（危険度）が算出されています。なお、本研究では腹囲や高LDL－C血症の基準を米国基準に設定しています。

その結果、男性の65歳未満では、危険度は冠動脈疾患では高血圧があると3・01倍、低HDL血症2・15倍、高LDL－C2・02倍と危険でしたが、女性の65歳未満では、危険度が冠動脈疾患では高血圧があると3・34倍、空腹時血糖高値4・28倍となり、結局、女性の高LDL－C血症の危険性は年齢にかかわらず証明されませんでした。ということは、吹田研究では女性の高LDL－C血症の基準値は決められません。

◎吹田研究でもLDL－Cと冠動脈疾患の関係、女性ではJカーブ？

2009年に発表された吹田研究では、80名の急性心筋梗塞の内訳は男性56名と女性24名です。これではイベント数が少なすぎてリスク評価チャートの作成は困難です。（図31参照）

その後、2014年に発表された吹田研究では、フラミンガム・リスク・カテゴリーにの

（図 31）女性の LDL-C 別の心筋梗塞発症リスク

〔吹田研究：2009 年発表分〕

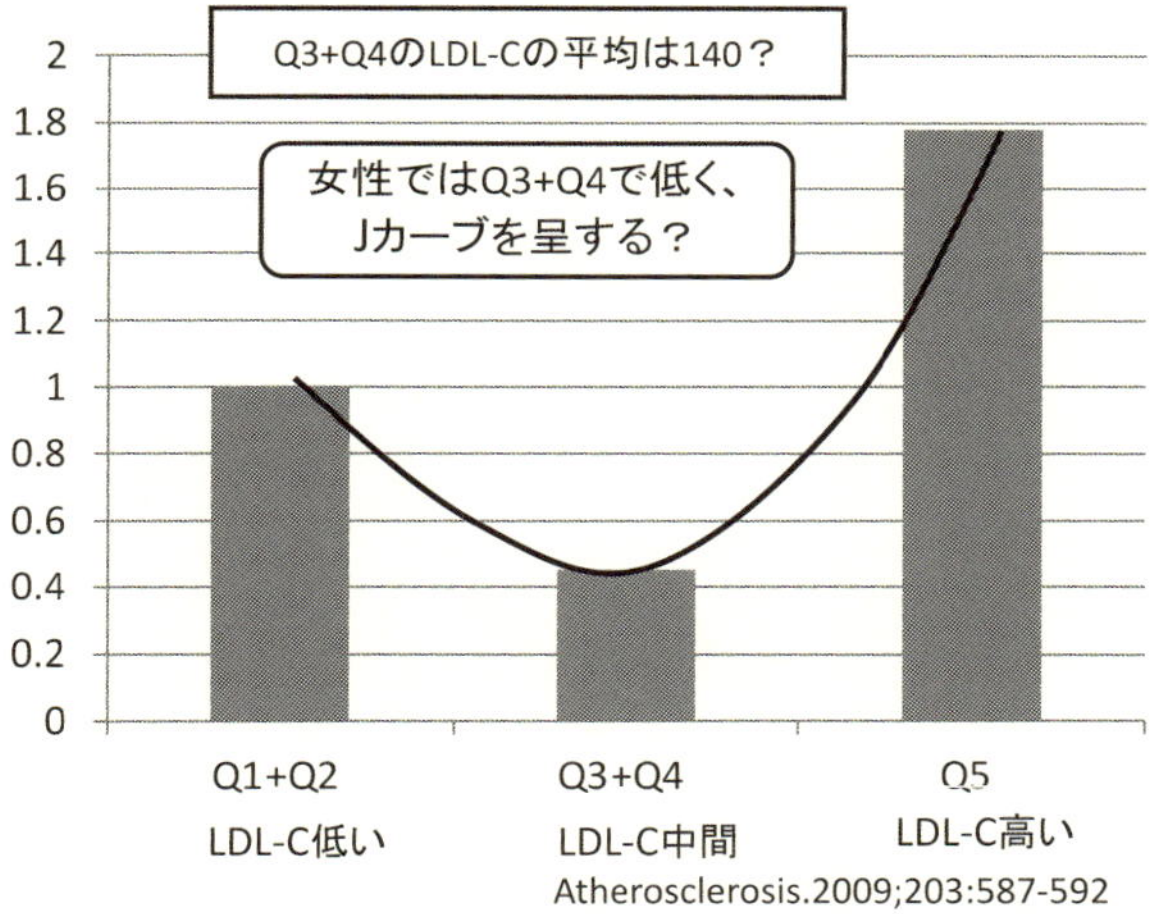

表 11（巻末参照）にありますようにＬＤＬ - Ｃの高さ別に５分位（Q1 ～ Q5）に分けた場合、図 31 では、女性は Q1 ＋ Q2 に比べ Q3 ＋ Q4、Q5 共に心筋梗塞の発症が高いとはいえず、逆に Q3 ＋ Q4 では相対リスクは０・45 と数値的には低くなっていました（ただし、有意ではありません）。つまり、研究の対象が多かったら、ここではＪカーブの可能性があることがわかりました。

っとって、年齢、総コレステロール、ＨＤＬ - Ｃ、血圧、糖尿病、喫煙、慢性腎臓病などのリスク因子の多変量解析を行っています。ただし、２００９年に発表されたイベント数80から冠動脈ステント術や冠動脈バイパス術などの例を加えているために２１３例に増えています。その中で、総コレステロールを２００mg／dL未満、２００～２３９mg／dL、２４０mg／dL以上に分けて性別ごとにリスク評価をしています。

女性では、もう少しでＪカーブが有意にというデータでした

（巻末の図32を参照）。ところが、イベントの内容や性別のデータは不明でした。いずれにしても女性ではＬＤＬ－Ｃ１６０mg／dL以上は危険性なしだったにもかかわらず、新ガイドラインではＬＤＬ－Ｃの男女同じリスクスコア（吹田スコア）を作成しています。一体どういうことなのでしょうか？

◎吹田スコアではＬＤＬ－Ｃの性差を隠蔽！

フラミンガム・リスク・カテゴリーにＬＤＬ－Ｃがないことをいいことに、総コレステロールについては性別の多変量解析を行ったものの、吹田スコアでは２１３例の性別のＬＤＬ－Ｃ別の解析結果を示さず、表12にありますようにスコアのみを提示し、性別は男性（0点）、女性（マイナス7点）と分けただけとなっています。ということは、この時点で総コレステロールやＬＤＬ－Ｃのリスク性の性差（女性でＪカーブの可能性）は隠蔽化されたことになります。

都合の悪い情報をひた隠しにする体質が日本動脈硬化学会にはあるようです。

（表12）吹田スコアによる冠動脈疾患発症予測モデル

〔日本動脈硬化学会の動脈硬化性疾患予防ガイドライン2017年版〕

危険因子		点数
①年齢	35-44	30
	45-54	38
	55-64	45
	65-69	51
	70以上	53
②性別	男性	0
	女性	-7
③喫煙	喫煙あり	5
④血圧	至適血圧<120かつ <80	-7
	正常血圧120-129かつ/または80-84	0
	正常高値血圧130-139かつ/または85-89	0
	I度高血圧140-159かつ/または90-99	4
	2度高血圧160-179かつ/または100-109	6

危険因子		点数
⑤HDL-C (mg/dL)	<40	0
	40-59	-5
	≧60	-6
⑥LDL-C (mg/dL)	<100	0
	100-139	5
	140-159	7
	160-179	10
	≧180	11
⑦耐糖能異常	あり	5
⑧早発性冠動脈疾患家族歴	あり	5
①～⑧の合計		

LDL-C<100 mg／dL (0点)、100～139 mg／dL（5点)、140～159 mg／dL（7点)、160-179（10点)、≧180 mg／dL（11点）

◎65歳未満の女性のメタボリックシンドロームは危険

2011年に発表された吹田研究では、メタボリックシンドロームのハザード比(危険度)は、男性ではメタボリックシンドロームがあると65歳未満の虚血性脳卒中が3・24倍、65歳以上の冠動脈疾患が1・89倍と危険性を高めており、一方、女性でもメタボリックシンドロームがあると65歳未満の冠動脈疾患が4・44倍、虚血性脳卒中が3・99倍と危険度を高めています。

また、男性では冠動脈疾患の発症にメタボリックシンドロームの合併によりLDL-Cのリスク性が高まる、つまり男性ではＬＤＬ－Ｃの量もＬＤＬ－Ｃ粒子の小型化もリスクであるのに対し、女性では、ＬＤＬ－Ｃの量はリスクではなく、メタボリックシンドロームによるＬＤＬ－Ｃ粒子の小型化がリスクであったわけで、結局、2章で紹介したフラミンガム研究の結果と同様でした。

7 今後はホルモン補充療法（ＨＲＴ）のＬＤＬ-Ｃ低下作用にも期待！

ホルモン補充療法（ＨＲＴ）とは、閉経前後に体内で不足してきた女性ホルモン（エストロゲン）を補う療法のことで、更年期症状や更年期障害の治療に有効です。しかし、日本ではホルモン剤への誤解や抵抗感が多く、欧米諸国に比べると普及率が極端に低いのが現状です。

さて、2002年のＷＨＩ（Women's Health Initiative）の報告では、エストロゲンとプロゲステロンを併用した試験により冠動脈疾患や脳卒中、静脈血栓症、浸潤性乳癌の有意に増加したことから、それ以降、ＨＲＴ（ホルモン補充療法）に対し消極的な姿勢が目立つようになりました。また、その反動で、日本人女性へのスタチン（コレステロール低下薬の一種）の過剰投与がより進んだとも言えそうです。ここでは、ＨＲＴについてご紹介します。

◎ホルモン補充療法（ＨＲＴ）は再評価

ホルモン補充療法（ＨＲＴ）は、基本的には、「エストロゲン」と「黄体ホルモン（プロゲステロン）」という2種類の女性ホルモンを使用します。なぜ黄体ホルモンを併用するのかというと、月経のような出血を起こして子宮内膜の増殖を防ぐためです。

一方、最近では、子宮摘出患者にエストロゲンを単独投与すると、脳卒中の増加以外はみられなかっただけでなく、乳癌、大腸がんや胃がんも減少することがわかっています。同様に子宮摘出患者にエストロゲンを単独投与し、冠動脈の石灰化がプラセボに比べ有意に少なかったことなどの報告があります。

その後、２０１３年には内分泌学や女性医学に関連した主要7つの国際学会より「ＨＲＴに関するグローバル・コンセンサス・ステートメント」が発表され、今のところＷＨＩ中間報告以降の懸念についてはほぼ解決されたといって良い状況です。

◎エストロゲンの貼付剤は副作用が少ない！

中性脂肪を上げないエストロゲンの貼付剤も使えるようになったことで、副作用が少ないHRTが可能となりました。動脈硬化性疾患予防ガイドライン2017年版には「HRTによる冠動脈疾患や脳血管障害のリスク増加は年齢に依存しており、60歳未満の女性ではいずれも有意なリスク増加は見られず、冠動脈疾患についてはむしろ低い傾向にあった」と記載され、「HRTの投与法の1つである経皮エストロゲン（皮膚から吸収させる投与法）では心筋梗塞リスクが有意に低下するとの報告もある」との記載もあります。

HRTには、更年期症状を緩和する以外にも、骨密度を増加させ骨折を予防する、皮膚のコラーゲンやエラスチンを増やす、血管壁を柔軟にして心臓血管系疾患の発症リスクを下げる、糖・脂質代謝に良い影響を与える（つまりLDL－Cを低下させ、動脈硬化を予防する）などの効果が期待できます。ホルモン補充療法は、もっと活用されて良い療法です。なお、動脈硬化症を抑えるためには、閉経後できるだけ早くHRTを始めた方が良いとされていることも、書き添えておきます。

第４章

老いを先読み！
中年以降の生涯健康計画を立てよ

第４章要点まとめ

- 女性では高血圧、高血糖、脂質異常（高ＬＤＬ‐Ｃ血症を除く）の３つがそろうと動脈硬化が進行する
- 大切なのはコレステロールの管理ではなく動脈硬化の管理
- 頸動脈エコー検査で全身の動脈硬化を予測できる
- 40歳代からは頸動脈エコー検査を受けよう
- 男性は総頸動脈最大ＩＭＴ、女性は頸動脈球部最大ＩＭＴに注目

40歳になったら一度は受けよう頸動脈エコー検査

カナダの医学者ウイリアム・オスラーの「人は血管とともに老いる」という言葉通り、動脈硬化の進行は心臓や脳の病気の発症と深く関係します。

私は、循環器内科医として、コレステロールと動脈硬化の関係に疑問を持っていたことから、これまで毎年400例近くの頸動脈エコーを10年以上行ってきました。結果は本書で紹介していますが、その中でいくつかの医学的発見をしました。女性では、一つはコレステロールが高くても動脈硬化が進んでいない方が多いこと、二つ目に、コレステロールだけ高い方の動脈硬化は55歳以上にならないと進まないことでした。

よって、頸動脈エコーの基準の設定を少し厳しくして、早めの段階で生活指導や薬剤について対策を練ることができれば、その後の心筋梗塞や脳梗塞などの発症を予防できると確信しました。

米国のARIC研究では、男性では総頸動脈の平均IMTと冠動脈疾患死の関係が直線的であったのに対し、女性では平均IMTが1㎜を超えないと増加しないことがわかっています。そのため、当院では独自の基準を設定し、動脈硬化の徴候を見逃さないようにしています。

これまでの当院での調査結果から、男女に関係なく40歳代以降であれば、どなたでも一度は頸動脈エコー検査を受けられることをお勧めします。まず、当院で行っている測定法を説明し、結果をその後の診療にどう役立てるか具体例を交えご紹介します。

＊ＩＭＴとは、頸動脈の血管壁内腔側の表層を構成する内膜と中膜を合わせた厚みのこと

ステップ1　3分でできる田中式カンタン頸動脈ＩＭＴ測定法

頸動脈エコー検査では、教科書的には3点の平均値を出す平均ＩＭＴのほか、内頸動脈と外頸動脈の分岐点を基準に、末梢側へ15㎜の1区画、中枢側へ15㎜毎に3区画とし、6㎝を計測範囲とし、プラークの厚みの和をプラークスコアにするなどがありますが、手間がかかります。なお、1・0㎜を超える(≒1・1㎜以上)とプラークと表現します。

そこで、開業医のように時間が取れないことを考慮した結果、私は最大ＩＭＴのみをチェ

ックしています。その測定部位も、巻末の図33、図34と表13にありますように、最小限に4つに絞りました。

測定時間は、順調なら3分位で済みます。また、これまでの結果をもとに、リスク因子との関係を検討しています。

要は、コレステロールの数値より頸動脈ＩＭＴを基準にした方が確実なのです。

ステップ2　基準より厚いかどうかが決め手

①総頸動脈最大ＩＭＴは同年齢より厚いかどうかをチェック

これまで非喫煙・非高血圧・非耐糖能異常の女性の頸動脈エコー所見では、私の測定法の場合、ＬＤＬ-Ｃ１４０㎎／dL未満の総頸動脈最大ＩＭＴの平均値は、ほぼ年齢／１００（㎜）になりました。当院独自の基準値設定は、10年で概ね０・１㎜の肥厚が見られるというものです。

そこで、基準値より肥厚していれば〝同年齢に比べ厚い〟と受診者に説明しています。

（表 13）田中式頸動脈 IMT カンタン測定法

・総頸動脈最大IMT①

総頸動脈最大IMTは、頸動脈球部より心臓側1cm～2cmの部位で遠位側の長軸像を測定します。若い方ではフラットが多く、平均IMTに近いデータになります。もちろん左右で測定し、臨床的には厚い方を評価します。年齢相応かどうかがポイントです。

・頸動脈球部最大IMT②と内頸動脈最大IMT③

頸動脈球部最大IMTでは、短軸像（横断像）もチェックし1.1mm以上のプラークがあった場合、最大IMT1.5mm以上で要注意！

狭心症症状と①総頸動脈の年齢予測以上の動脈硬化または②頸動脈球部の1.5mm以上のプラークがあれば冠動脈の精査が必要です。

↕

高率に冠動脈ステント挿入術になる

ニコークリニック　田中裕幸

総頸動脈の最大 IMT は頸動脈球部より中枢側でかつ 1 cm から 2 cm の部位、頸動脈球部 IMT は球部からその末梢側（内頸動脈と外頸動脈）を含む部位です。基本は遠位側のみですので、データとしては左右の総頸動脈最大 IMT、左右の頸動脈球部最大 IMT の 4 つです。

頸動脈エコーは長さ3~5㎝位の動脈を間近に観察でき、全身の動脈硬化を予測できるため費用対効果が高い検査ですが、唯一の欠点は肥満者では頸動脈が皮下の深い位置にあるため、観察条件が不良になるという点です。

なお、総頸動脈について平均IMT（最大IMTとその両側1㎝の部位のIMTを計測し、3ポイントの平均値を算出）という測定法がありますが、吹田研究では、総頸動脈平均IMTより総頸動脈最大IMTの方が、心筋梗塞や脳梗塞の発症を予知できることがあきらかになりましたので、今後ますます総頸動脈最大IMTが同年齢より厚いかどうかがポイントになりそうです。

②頸動脈球部最大IMTは1・5㎜以上のプラークがあるかどうかをチェック

頸動脈球部最大IMTについては、1・0㎜を超える（＝1・1㎜以上）とプラークと表現しますが、1・5㎜以上のプラークがあると、冠動脈狭窄《きょうさく》と関係することが報告されています。

最大IMT1・1㎜以上の方に冠動脈CTを行った大阪大学の研究によると、1・6㎜未満、1・6〜2・1㎜未満、2・1〜2・6㎜未満、2・6〜3・1㎜未満、3・1㎜以上に分けて冠動脈狭窄の程度を比較したところ、プラークが厚くなるほど冠動脈狭窄の程度が強くなることがわかりました。また、当院でも胸部圧迫感を感じる方が受診した場合、頸動脈球部に2㎜位のプラークを発見したため、基幹病院で精査したところ冠動脈に狭窄を認めたことから、その後、冠動脈ステント術へと導いた症例を多く経験しています。

ステップ3　〝年齢予測以上の肥厚《ひこう》〟やプラークがあったらリスク管理を！

　ここで〝年齢予測以上の肥厚〟について説明します。

　私の場合、巻末の図33、図34、表13（131ページ）のような手順で最大ＩＭＴを測定しています。そこで、当院でも患者さんの多い、更年期以降の女性の頸動脈最大ＩＭＴのデータ解析を行ったところ、非高血圧・非糖尿病・非喫煙の場合、総頸動脈最大ＩＭＴの平均値が年齢／１００（mm）、標準偏差が０・15mm位でした。これを単純に当てはめると60～65歳であれば、０・８mmは〝年齢予測以上の肥厚〟と評価できるのですが、患者さんにわかりやすく、かつ現実に即した基準値をということで、自分で作った表14（次ページ）を活用しています。簡単な測定法で実践的な指導ができると自負しています。

　そして〝年齢予測以上の肥厚〟があることがわかったら原因を探します。

　頸動脈最大ＩＭＴとリスク因子との関係を見た日本人の疫学研究によると、年齢や収縮期血圧との関係が強いことがわかっています。具体的には、ＬＤＬ－Ｃ１４０～１７９mg／dLという現基準値を超えている場合、高血圧がないと〝年齢予測以上の肥厚〟は見られま

（表 14）田中式頸動脈最大 IMT の基準値

年齢	総頸動脈最大IMT	頸動脈球部最大IMT
30〜39	0.3〜0.5mm	1.0mm以下
40〜49	0.4〜0.6mm	1.1mm以下
50〜59	0.5〜0.7mm	1.2mm以下
60〜69	0.6〜0.8mm	1.3mm以下
70〜79	0.7〜0.9mm	1.4mm以下

せんが、高血圧があると〝年齢予測以上の肥厚〟が見られる例が増えてきます。これはリスク因子の重なりによる結果です。

もちろん頸動脈球部ＩＭＴも同様です。なお、頸動脈球部や内頸動脈のＩＭＴ測定では巻末の図33にありますように必ず横断像による確認が必要です。

私の場合、まず動脈硬化度を確認し、ＬＤＬ‐Ｃのリスク性を評価します。一方、心筋梗塞の少ない日本人で、コレステロールの管理だけにこだわると〝年齢予測以上の肥厚〟には進んでいない症例にまで投薬が行われてしまいます。何度も言いますが、管理すべきはコレステロールではなく動脈硬化なのです。

◎ＬＤＬ‐Ｃが低くてもリスクが重なると頸動脈ＩＭＴが肥厚する

動脈硬化のリスク因子には、脂質異常症、高血圧症、耐糖能異常、喫煙などが挙げられますが、それぞれ役割が違っています。いずれにしても血管の内皮障害がスタートで、傷ついた内皮から酸化ＬＤＬ－Ｃや糖化ＬＤＬ－Ｃが入り込み、マクロファージが動員され炎症が進展します。そのため、脂質単独のリスク性を調べるには、少なくとも正常血圧の方を対象に行う必要があります。

高血圧、耐糖能異常や低ＨＤＬ－Ｃ、高中性脂肪、喫煙などのリスク因子が複数あると、ＬＤＬ－Ｃが低くても総頸動脈最大ＩＭＴや頸動脈球部最大ＩＭＴが肥厚してきます。ただし、ＬＤＬ－Ｃも７０mg／dL位になると、糖尿病や高血圧があっても総頸動脈最大ＩＭＴや頸動脈球部最大ＩＭＴの肥厚は見られない場合が多いようです。

◎日本人ではリスク因子が重なってもプラークによる狭窄《きょうさく》は低頻度

吹田研究の頸動脈エコーに関する報告では、高血圧（１４０／９０mmHg以上）、喫煙、高コレステロール血症（２２０mg／dL以上）などの冠動脈疾患のリスク因子と頸動脈エコーの所見との関係を調べた結果、平均ＩＭＴは男女ともリスク因子が増えるに従い同様に厚くなることがわかっています。

平均ＩＭＴは血圧や年齢が大きく影響します。しかし、プラーク形成による狭窄度の点では、50％以上の狭窄がある割合は、リスク因子がない場合、男性で２．４％、女性で０・６％、リスク因子が一つの場合、男性で６・７％、女性で１・５％、リスク因子が二つの場合、男性で10・７％、女性で２・７％、リスク因子が三つの場合、男性で18・６％、女性で５・０％でした。つまり、男性では女性の約４倍で50％狭窄の確率が高いことになります。ただし、これは特に高コレステロール血症の基準値が女性では低すぎることや30代の女性もエントリーしたことによるものです。

ただ、リスク因子が複数あっても、日本人女性ではプラーク形成が進んでいないのが現状で、頸動脈エコーによる動脈硬化の管理を重視すれば治療対象は絞ることができます。しかし、現状のままコレステロール管理を重視し続けるなら、これまでのように治療対象は多くなってしまいます。

◎閉経後高ＬＤＬ－Ｃ血症の基準値は１８０mg／dLで良い

当院の55歳～69歳の非高血圧女性（１３１例）の血清脂質と頸動脈ＩＭＴの関係を調べたところ、図35にありますように、頸動脈球部最大ＩＭＴが１・５㎜以上の症例は１８０

（図35）閉経後高LDL-C血症の基準値は140㎎/dLでよい

〔頸動脈IMTとLDL-Cの値で治療対象を決めていく〕

- LDL≧140を治療対象にすると97例/131例
- BCA（頸動脈球部IMT)≧1.5mmを治療対象にすると23例/131例
- BCA≧1.5mmとLDL180以上を治療対象にすると42例/131例

	LDL<140	LDL140~159	LDL160~179	LDL≧180	総数
症例数	34	40	25	32	131
BCA≧1.5mm	3	5	2	13	23
BCA≧1.8mm	2	1	0	5	8

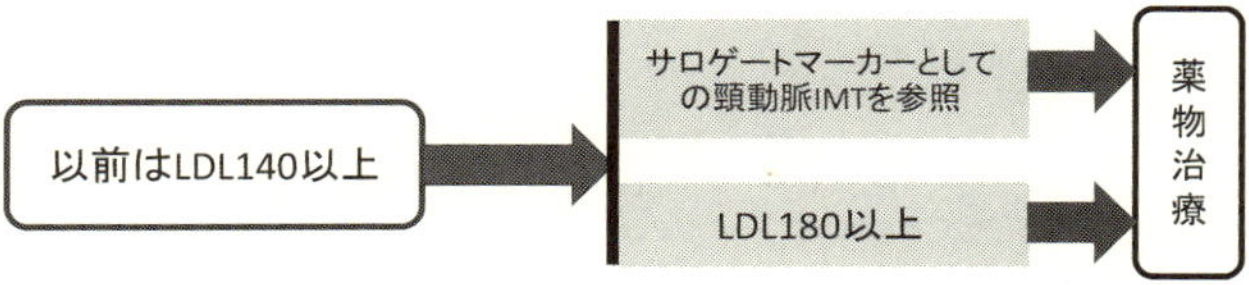

mg／dL以上で急増し、その割合はそれまでの10％前後から41％に達しました。

つまり、LDL-C180mg／dL未満では約1割で1・5mm以上のプラークが見つかるのですが、LDL-C180mg／dL以上になると約4割に跳ね上がります。この結果から、閉経後高LDL-C血症の基準値は180mg／dL以上で良いと言えるでしょうし、現行基準値140mg／dL以上179mg／dLまではリスクになっていないことになります。

また、これまでのようにLDL-C140mg／dL以上で線を引くと、全体131例中97例が治療対象になるのですが、頸動脈エコーを使ってプラークをチェックすると1・5mm以上のプラークは全体131例中23例でのみ治療対象になります。総頸動脈IMTについては、年齢相応より進んだ肥厚が見られる症例もありますが、さほど多くはありません。

これまでのLDL－C140mg／dL以上に線を引くのか、今回の結果から、LDL－C180mg／dL以上で線を引くのか、読者の皆さんはどちらに軍配が上がると思いますか？

ステップ4　頸動脈エコーを活用した動脈硬化管理、55歳以上で特に有用

ここまで頸動脈エコーの測定法と評価方法について述べてきました。LDL－Cの値に依存した管理では、実際の動脈硬化度とはかけ離れた管理になってしまう危険性があることを、読者の皆様にもいくらかご理解いただけたのではないでしょうか。

そこで、当院で行っている頸動脈エコーを活用した動脈硬化管理の手順について具体的にご紹介します。まず55歳未満では、図36にありますように、家族性高コレステロール血症を確実に診断し、LDL－Cが高いだけでは頸動脈球部に1・5mm以上のプラークは見つか

55歳未満と55歳以上では診断フローを変えて対処

(図36)〔頸動脈エコーを活用した動脈硬化管理フローチャート（55歳未満）〕

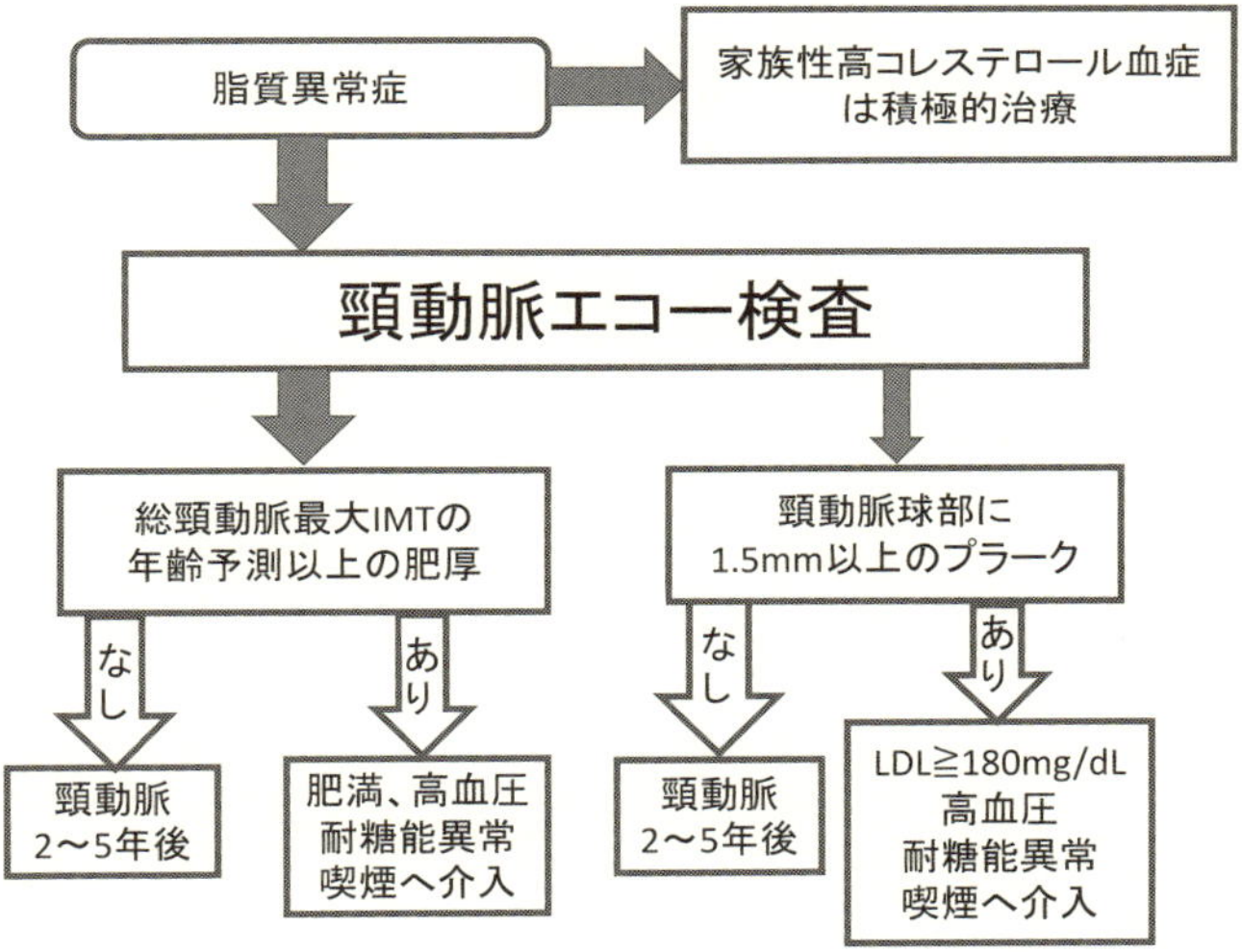

(図37)〔頸動脈エコーを活用した動脈硬化管理フローチャート（55歳以上）〕

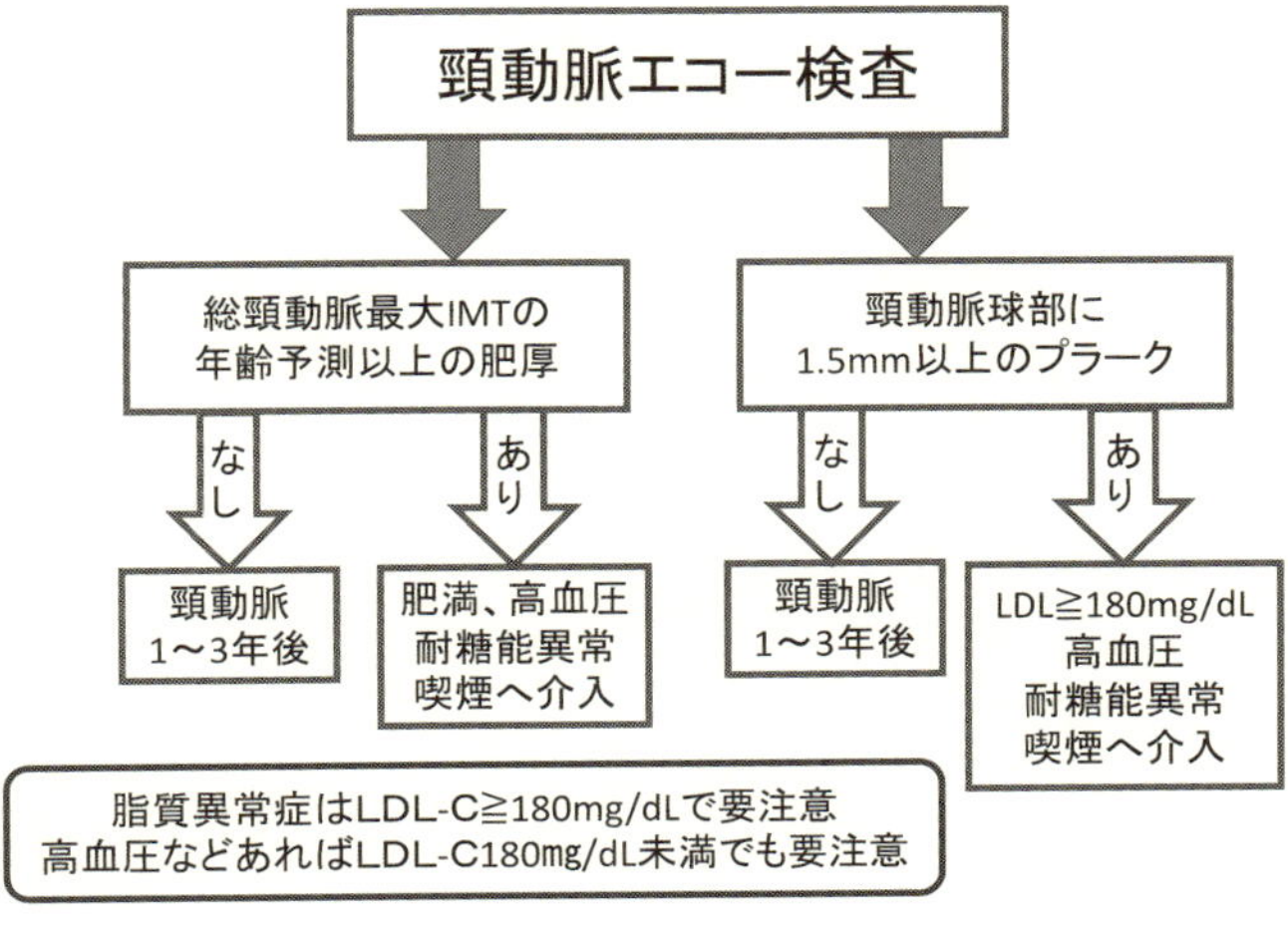

らないことを念頭に、総頸動脈ＩＭＴが年齢予測以上に肥厚しているかに注目し、脂質異常症、高血圧、耐糖能異常、喫煙などのリスク因子のチェックを行いながら、早期の対策を検討します。もし、総頸動脈ＩＭＴが年齢予測の範囲で、かつ頸動脈球部に１・５mm以上のプラークがなければ、次の検査時期は2〜5年後など長めでも良いと思われます。

次に、55歳以上では、総頸動脈だけでなく頸動脈球部のプラーク形成も進んできますので、図37（139ページ）にありますように、頸動脈エコー検査を55歳未満に比べて観察期間を1〜3年後と短めにし、生活指導などの機会をうかがいます。

◎心筋梗塞が少ない日本人をコレステロール値で管理すると無駄ばかり

日本人が欧米人に比べ心筋梗塞が少ないことについて、日本人のコレステロール値が欧米人並みになったのに一体なぜ？と思う方もおられるでしょう。その構造については、これまで述べてきたように日本人のＬＤＬ－Ｃの悪玉性が低いこと、さらに、日本人のＨＤＬ－Ｃが高いことも大きな要因です。

実際、日本人と欧米人の冠動脈造影や頸動脈ＩＭＴを調べた研究は多く存在し、その結果、日本人は動脈硬化度が軽度であることがわかっています。

となると、同じＬＤＬ－Ｃの方でも頸動脈ＩＭＴの厚みは、日本人の方が薄いのです。一方、動脈硬化度が心筋梗塞の発症に直接関係するわけですから、動脈硬化度の低い多くの日本人を対象に、ＬＤＬ－Ｃの管理のみを目安にスタチン＊などのコレステロール低下薬を処方することは、かなりの無駄といえるでしょう。

＊スタチンは代表的なコレステロール低下薬ですが、第３章で解説したように女性への効果は疑問視されています。

コラム

リスクの大きさ、絶対リスクと相対リスクで決まる費用対効果

ここで、スタチンの費用対効果の話をしましょう。ＬＤＬ－Ｃが平均１６０の日本人集団の心筋梗塞発症率が１０００人中10人とし、ＬＤＬ－Ｃが平均１６０の欧米人集団の心筋梗塞発症率が１０００人中30人とすると、欧米人の絶対リスクは３倍となります。

そこでＬＤＬ－Ｃを下げるためにスタチンを投与したら、日本人集団の心筋梗塞発症率が１０００人中５人に、欧米人集団の心筋梗塞発症率が１０００人中15人に減少しました。その場合、日本人も欧米人も同様に相対リスクの減少は50％になります。しかし、救われるのは日本人５人、欧米人15人ですので、欧米人の方が多く救われることになります。このことを、日本人に比べ欧米人のスタチンの費用対効果は高いと表現します。

そこで、日本人の治療を行うかどうかを、頸動脈エコーを活用したらどうなるでしょう。将来心筋梗塞を起こしやすい方を１０００人の１／３まで選別することができれば、スタチンの投与対象者を減らすことが可能で、費用対効果を欧米人並みに上げることができます。実際、高ＬＤＬ－Ｃ血症のみの女性はかなり脱落するでしょう。

現在の日本の医療保険制度では、頸動脈エコー検査を比較的安価で行うことができるため、これを高ＬＤＬ－Ｃ血症患者のルーチン検査にすれば、将来心筋梗塞を発症しやすい例を抽出し、早期治療を開始することで心筋梗塞の発症予防、つまり一次予防の費用対効果を今より飛躍的に高めることができるはずです。

◎閉経後女性の治療対象は、頸動脈エコーを活用し効率的に選択

日本人の冠動脈疾患が多くないことを考えると、高ＬＤＬ－Ｃ血症の基準値を１４０㎎／dL以上とした場合、全例を治療対象にするのは効率的な医療とはいえません。また、ＬＤＬ－Ｃ１８０㎎／dL以上を基準値としても１・５㎜以上のプラークは前述の図35（137ページ）にありますように約４割です。全例ではありません。もし欧米人で同じ方法で調査したら１・５㎜以上のプラークをもつ割合はかなり高かったでしょう。これが動脈硬化の人種差なのです。

したがって、現行の基準値ではなく、更年期以降のＬＤＬ－Ｃの単独リスク性、つまりＬＤＬ－Ｃが高いことによる動脈硬化が起こりやすいＬＤＬ－Ｃの基準値を１８０㎎／dL以上とし、治療対象はＬＤＬ－Ｃ１８０㎎／dL以上、または頸動脈エコーで総頸動脈の年齢相応より厚い、または頸動脈球部最大ＩＭＴ１・５㎜以上とすると効果的な治療ができる可能性が高いと言えるでしょう。

また、ＬＤＬ－Ｃ１８０㎎／dL以上は危ないと心配するなら、ガイドライン通りＬＤＬ－Ｃ１８０㎎／dL以上は全例（１３１例中32例）治療するでも良いのです。その場合、１・５

mm以上のプラーク例を合わせると全体131例中42例が治療対象になります。ＬＤＬ－Ｃ140mg／dLとした場合の97例の半分以下です。以上、頸動脈エコーを使うことで、閉経後高ＬＤＬ－Ｃ血症の治療選択が進むことに期待します。

◎では男性では頸動脈エコーをどう活用したらよいか

男性では頸動脈の肥厚（実際は総頸動脈の平均ＩＭＴ）があまり進まない40歳代から心筋梗塞を発症します（図14・67ページを参照）。つまり若いうちでもプラークが破綻し発症します。一方、女性ではコレステロールの関与が少ないプラークびらんが男性に比べ多く、高齢での発症（総頸動脈の平均ＩＭＴが厚くなった方の発症）が多いのです。ここが大きな違いです。よって、男性でも頸動脈エコーは有用ですが、ＩＭＴが薄い時期でも発症するので「薄いから大丈夫」とは言えないのです。

結論としてコレステロール対策では、頸動脈に問題がないかどうかは男女とも同じ。問題がなければ経過観察で良く、問題があればコレステロールが高くなくてもスタチンを使う場合があります。また、男性に対しても生活指導は重要ですが、現在の中高年男性は家庭で料理をする機会がほとんどないため、脂の選び方などのアドバイスにピンとこない方も多く指導を難しくしています。

◎頸動脈エコーは冠動脈硬化を予測できる

日本の医療保険制度が破綻へと進む中で、現実とかけ離れたコレステロール低下薬の根拠なき乱用は無視できません。ＬＤＬ－Ｃの値のみで治療方針をたてるというのは無謀とも言えるでしょう。そこで、私の測定法で頸動脈エコーが冠動脈疾患の診断に役立った例を紹介します。

・男性は50代後半で急性心筋梗塞を発症し、ステント留置術＊を受けています。頸動脈エコーでは総頸動脈最大ＩＭＴは０・５㎜と年齢相応で問題ないのですが、頸動脈球部最大ＩＭＴ２・０㎜のプラークを認めました。

＊ステントは拡張することができる網目状の小さな金属製の筒で、ステンレススチールやコバルト合金などでできています。日本人ではステント留置術が冠動脈バイパス術より多く施行されています。なお、バイパス術は病変が多い時（重症時）に選択されます。

・男性は70代前半、急性心筋梗塞を発症しました。それまで糖尿病と高血圧の治療を受けていました。頸動脈エコーを見てみると総頸動脈最大ＩＭＴ２・２㎜と厚く、頸動脈球部最大ＩＭＴ２・３㎜とプラークを形成していました。右冠動脈と左冠動脈前下行枝に狭窄があり、ステント留置術を受けています。

・女性は50代後半に急性心筋梗塞を発症し、ステント留置術を受けています。降圧薬とスタチン、バイアスピリンの併用がされています。頸動脈エコーでは総頸動脈最大ＩＭＴの肥厚０・９㎜は年齢に比し厚く、頸動脈球部最大ＩＭＴ２・１㎜のプラークを認めます。

以上、冠動脈形成術を受けた症例を紹介しましたが、私の基準では、少なくとも薬物的介入が必要な方ばかりです。このように頸動脈エコー検査でスクリーニングすると、リスクの高い方が治療対象から漏れる可能性はほとんどないと言えるでしょう。

◎頸動脈エコーは冠動脈疾患以外の動脈硬化性疾患も効率的に予知できる

当院の60代前半の男性は、高血圧治療中とのことで他院から紹介されました。HDL－C33㎎／dL、中性脂肪485㎎／dL、総コレステロール193㎎／dL、LDL－C86㎎／dLでしたが、初診日に頸動脈エコーを行ったところ頸動脈球部最大IMT3・4㎜のプラークがありました。LDL－Cが高くないため、メタボによるLDL－Cの小型化と血圧とが重なった多重リスクによるものと考えられました。

その後、しばらくした朝、右手に力が入らないということで受診されたので、脳神経外科に紹介したところ、一過性脳虚血発作の診断でアスピリンを開始しました。ところが、今度は、その後、間もなくすると100メートル位歩くと右足が重たいとの訴えあり、心臓血管外科に紹介したところ、右外腸骨動脈の高度狭窄の診断でステント留置術を受けられました。このように頸動脈エコーを最初から行っていたため、次のステップを予測しながら診療することができました。

本例でもわかるように、LDL－Cが低くても動脈硬化が進んだ例があるのですから、LDL－Cを管理すれば良いというものではありません。

ステップ5　実践頸動脈エコー、どんな症例を治療対象とするか？

コレステロール低下薬であるスタチンを有効に使うには、症例の選択が重要です。ここでは、現在行っている選択法を紹介します。まず、LDL－Cの高さに関係なく、1・5㎜以上のプラークがある場合に治療対象になります。また、当院では、脂肪酸と脂質や頸動脈IMTの関係を調べている関係上、リノール酸などの値（リノール酸は1000μg／mL以上を高値と評価）も時に参考にしています。

ここで第2章の図11（51ページ）にありますように、頸動脈球部最大IMTのプラーク形成には、LDL－CよりリノールＣ酸の方が関係します。つまり、悪玉コレステロール（LDL－C）より悪玉脂肪酸（リノール酸）の方が〝悪い〟のです。ちなみに、機序は不明ですが、コレステロール低下薬のスタチンは、LDL－Cだけでなくリノール酸も低下させます。

◎コレステロール低下薬であるスタチンによりプラークが退縮する例がある

頸動脈IMTの測定結果で年齢以上に動脈硬化が進んでいた場合、どうにか進行を抑制したいと考えるものです。プラークが明らかに薄くなる現象をプラーク退縮といいます。以下、症例を紹介します。

・50代後半の女性、スタチンの治療歴あり。血圧122／74mmHg、HDL-C84mg／dL、中性脂肪82mg／dL、総コレステロール252mg／dL、LDL-C156mg／dLでしたが、頸動脈球部最大IMT1・6mmのプラークがあり、スタチンを開始しました。脂肪酸分析では、プラークと関係するリノール酸は903・8μg／mLとあまり高くありませんでした。その後、LDL-Cは67～81mg／dL、リノール酸は715・9～728・6μg／mLに低下し、4年後にプラークは0・8mmに退縮しました。

本例では、プラークの原因であるリノール酸がスタチンでかなり低下したことがプラークが退縮した大きな要因と考えています。このほか3例ほど退縮例を経験しましたが、全例50歳代から60歳前半までの比較的若い方でした。

◎頸動脈エコーで治療必要と判断した例

以下の症例では、頸動脈IMTのプラークをターゲットに治療を開始しました。

・50代後半の女性、血圧110／64mmHg、HDL－C102mg／dL、中性脂肪77mg／dL、総コレステロール258mg／dL、LDL－C145mg／dLで、頸動脈球部最大IMT2・2mmのプラークがあり、スタチンを開始しました。脂肪酸分析ではプラークと関係するリノール酸は1219・3μg／mLと高めでした。LDL－Cはあまり高くありませんでしたが、頸動脈エコーで方針を決めました。

・50代後半の女性、血圧124／74mmHg、HDL－C71mg／dL、中性脂肪60mg／dL、総コレステロール281mg／dL、LDL－C193mg／dLです。頸動脈球部最大IMT1・8mmのプラークもあり、スタチンを開始しました。

・50代後半の女性、血圧144／90mmHg、HDL－C47mg／dL、中性脂肪147mg／dL、総コレステロール281mg／dL、LDL－C205mg／dLです。総頸動脈最大IMT2・1mm、頸動脈球部最大IMTは2・5mmとプラーク形成しており、中性脂肪を下げるフィブラートを開始しました。その後、降圧薬の併用とスタチンへの変更により、HDL－

C51mg／dL、中性脂肪126mg／dL、総コレステロール196mg／dL、LDL－C118mg／dLと低下し、総頸動脈最大IMT1・5mm、頸動脈球部最大IMTは1・8mmとやや退縮しています。ただし、スタチンの影響もあるのか、その後、糖尿病を発症し血糖降下剤も投与しています。

＊スタチンには耐糖能を悪化させることが報告されています。

◎頸動脈エコーで治療不要と判断した例

以下の症例では、頸動脈IMTに年齢相応と判断し、コレステロール低下療法は行いませんでした。特に、年齢が60代後半の女性で年齢予測より薄いIMTであれば、LDL－Cの値に関わらず放置可能と考えていいでしょう。

・60代前半の女性、血圧94／50mmHg、HDL－C69mg／dL、中性脂肪114mg／dL、総コレステロール270mg／dL、LDL－C175mg／dLです。脂肪酸分析では、LDL－Cと正相関するリノール酸は1006・2μg／mLと高く、EPA94・9μg／mL（EPAは1

00μg／mL以上を高値と評価）、DHA227・7μg／mL（DHAは200μg／mL以上を高値と評価）でした。頸動脈IMTは総頸動脈最大IMT0・6mm、頸動脈球部最大IMTは0・8mmで、年齢相応と判断し、スタチンは処方せず経過を見ることにしました。

・50代後半の喫煙女性、50歳より糖尿病で治療中。血圧110／70mmHg、HDL－C88mg／dL、中性脂肪138mg／dL、総コレステロール177mg／dL、LDL－C64mg／dLです。LDL－C値は低く、頸動脈IMTは総頸動脈最大IMT0・4mm、頸動脈球部最大IMT0・9mmと問題ないため、糖尿病のみ治療しています。なお、現在は、糖尿病のため日本動脈硬化学会のガイドライン上は高リスクですが、LDL－Cがこれだけ低いと動脈硬化は進まないという典型的な症例です。

コラム
患者さんは生きる教科書「女性のコレステロール気にするな」

50代前半の女性は、2004年に週刊朝日に掲載された「女性のコレステロール気にするな」の私の記事を読んで受診されました。血圧120/80mmHg、HDL-C79mg/dL、中性脂肪64mg/dL、総コレステロール260mg/dL、LDL-C168mg/dLでした。

当時、私は、女性では、コレステロールが高くても心筋梗塞になる人は少なく、治療は無駄になる可能性が高いとの発言が記事になったことと、患者さんの頸動脈に年齢以上の動脈硬化所見もなかったことから「薬は処方しないで経過を見ましょう」と説明しました。しかし、動脈硬化学会のガイドラインではLDL-Cの管理基準を大きく上回っており、内心心配でした。その後、年1回の通院を開始し、治療をしないまま13年になります。

現在67歳になり、血圧142/76mmHg、HDL-C84mg/dL、中性脂肪64mg/dL、総コレステロール288mg/dL、LDL-C185mg/dLです。しかし、頸動脈IMTはほとんど変わりなく、総頸動脈最大IMT0・6mm、頸動脈球部最大IMTは0・9mmと問題ありません。最新のデータでは、LDL-Cと正相関するリノール酸は164μg/mLと高く心配ですが、良い点はEPAが100μg/mLと高いことです。

この方の場合、長期にわたり経過観察ができましたので、多くのことを学ぶことができました。また、月日が経つにつれ自分自身にも自信が出て、その後の新聞、雑誌などの取材でも持論を曲げることなく話すことができました。

私は長崎大学医学部の卒業ですが、学生時代、当時第一内科高岡善人教授の臨床講義で「臨床は患者さんから学ぶのですよ」と話されたことを今でも覚えています。実際、教科書に記載されていることが必ずしも真実ではなく、目の前の患者さんから学んだこと、つまり、コレステロールが高くても治療不要な例があるという真実を学びました。患者さんは生きる教科書なのです。

◎まとめ――大切なのは動脈硬化の管理

年齢より若く見えるかどうかは、皆さんの最大の関心事でしょう。また、医学的にも同じ年齢の方より動脈硬化が進んでいないのであればホッとされると思います。したがって、動脈硬化対策に最も必要なのは、全ての年齢に共通な基準を押し付けるのではなく、年齢別の基準を作ることが理想です。その点を踏まえまとめてみました。

・総頸動脈最大ＩＭＴは年齢別の基準を活用し、早めの対策を検討しましょう
・頸動脈球部最大ＩＭＴ１・５㎜のプラークは55歳未満ではほとんど見られないので、見つからなくても油断しない。また、見つかった場合は要注意
・高ＬＤＬ－Ｃ血症のみでは、男性は総頸動脈最大ＩＭＴ、女性は頸動脈球部最大ＩＭＴに注目してください
・高血圧症では、総頸動脈最大ＩＭＴ、頸動脈球部最大ＩＭＴ共に注目してください
・糖尿病のみでは、ＬＤＬ－Ｃがかなり低い例で動脈硬化が進んでいない例があります。まず、頸動脈エコーで確認を！
・女性で最も危険性が高いのはメタボリックシンドロームの合併です。血圧、血糖、脂質（高ＬＤＬ－Ｃ血症を除く）のリスクが３つとも揃うと、急速に動脈硬化は進行します。もちろん喫煙は高リスクです。

いずれにしても、大切なのはコレステロールの管理ではなく、動脈硬化の管理です。動脈硬化が進んでいれば早期の対策、まずは生活指導を！

第５章

悪玉コレステロール対策（実践編）
動脈硬化に良いメニュー、悪いメニュー

第5章要点まとめ

- 血管の若返りにはオメガ3系脂肪酸が必須
- オメガ3を増やすには魚を摂取、生食がおすすめ
- 肉の脂は減らし魚の油は落とさず食べて血管を守ろう
- コレステロール0はさして重要ではない
- 問題はリノール酸の過剰摂取、パン、菓子、マーガリンを減らせ

この章では、最近わかってきた脂の真実、トピックスなどをご紹介しながら、動脈硬化に良いメニュー、悪いメニューを具体的に示します。コレステロールを摂《と》る・摂らないということよりもむしろ、摂取する油（油脂）に気をつけるべきなのですが、その理由を詳しく述べます。

血管年齢、動脈硬化のリスクは食で変わる

〝人は血管とともに老いる〟ことを考えると、人間にとってアンチエイジングの最大のターゲットは血管と言えるでしょう。

動脈硬化の進行と脂肪酸摂取との関係を調べた当院の調査では、総頸動脈IMTの肥厚はジホモ-γ-リノレン酸（DGLA）、頸動脈球部IMTでは、リノール酸が高いことが関係していました。これは非高血圧・非耐糖能異常・非喫煙などの条件の中で得られた結果です。一方、これまでの疫学研究から、高血圧、耐糖能異常、喫煙が大きなリスクであることも忘れてはいけません。

動脈硬化のリスク因子となるDGLAは、リノール酸の代謝過程でできるオメガ6系多価

不飽和脂肪酸ですが、肥満とともに増加します。ですから、まずは内臓脂肪の蓄積を予防する必要があります。内臓脂肪の蓄積による肥満では、インスリン抵抗性という状態に陥り、糖の処理ができなくなり血糖値が上昇します。また、大きくなった脂肪細胞から血圧の上昇や炎症の進展に関係するアディポサイトカインが分泌されます。特に、女性では動脈硬化の進展にはインスリン抵抗性、つまりメタボリックシンドロームの有無が大きく影響することがわかっています。

これまでも述べたように、インスリン抵抗性に関係するのは飽和脂肪酸とオレイン酸、DGLAです。これらの脂肪酸が過剰になる原因として、肉による飽和脂肪酸やオレイン酸の摂取、糖質の過剰摂取、リノール酸を多く含んだ植物油の摂取が考えられます。中でもリノール酸は、外から摂取しないと増えない必須脂肪酸です。その分、対策は打ちやすいのです。

また、塩分摂取は血圧上昇に影響するだけでなく、肥満の要因にもなりますので、塩分制限も欠かせません。

以上より、肉や糖質、植物油、さらに塩分などの過剰摂取を防ぐことが重要と言えるでしょう。

脂の真実１　オメガ３の摂取を増やすとオメガ６のマイナス面を打ち消す

日本人の栄養摂取で最も大きな問題は、若い人を中心に魚の摂取量が減ってきていることです。

オメガ６とオメガ３の摂取にはバランスが重要で、オメガ３の摂取が多いとオメガ６のマイナス面を打ち消すことができます。日本人の疫学研究でも、肉などの摂取が増えた場合でも、魚の摂取が多いほど心筋梗塞は減少したことが報告されています。

通常、食事療法でカロリー制限を加えた場合、魚が増えると肉が減るなどの変化が生まれます。ただし、揚げ魚は禁物です。魚も揚げると脂質の摂取量が増えて、植物油に含まれるリノール酸が悪さをします。一方、オメガ３（ＥＰＡやＤＨＡ）をサプリメントで摂取した場合、食事で摂取するオメガ６の摂取は減らないのが通常です。

当院の患者さんの例で説明しましょう。オメガ３の製剤であるロトリガを服用した患者さんの例では、ＥＰＡの上昇はありますがリノール酸の低下は９％、オレイン酸の低下は14％、パルミチン酸の低下は９％であったのに対し、ＤＧＬＡは31％も低下しました。つまり、

ＥＰＡやＤＨＡを摂取することで最も大きく変化したのは、このＤＧＬＡの低下です。本書で繰り返し述べていますが、ＤＧＬＡは総頸動脈ＩＭＴ、リノール酸は頸動脈球部ＩＭＴの肥厚と関係します。魚の摂取が多い日本人ではＤＧＬＡが低いことが、動脈硬化の進行に大きく関係するのです。

魚の摂取ではなくオメガ3の製剤であるロトリガを投与するとリノール酸はいくらか減るのですが、ＬＤＬ－Ｃの値は変化しません。それでも、ＥＰＡやＤＨＡはコレステロールエステルやリン脂質を構成する脂肪酸でもあることから、ＬＤＬ－Ｃの質に変化を与えたことになり、ＬＤＬ－Ｃの質が良くなったと表現することができます。

結論として、日々の食生活で魚の摂取を増やし、オメガ3／オメガ6を増やすことが、血管を健康に保ち動脈硬化リスクを減らす1つの鍵になります。一方、市販のサプリメントで代用できるかどうかという点については、含まれるオメガ3の量は少なく、その分、オメガ6を減らす効果も小さいため、サプリメントの摂取は日々の食生活で魚を積極的に食べることに勝るものではありません。

脂の真実2　DGLAやアラキドン酸はリノール酸（植物油）から作られる

血中にアラキドン酸などのオメガ6が増え、オメガ6系エイコサノイド前駆体が増えると血栓ができやすくなり、心疾患による死亡が増えると報告されています。血液中のオメガ6で最も多いのはリノール酸で、次にアラキドン酸、DGLAの順です。

リノール酸を摂取するとアラキドン酸やDGLAも増えるのですが、アラキドン酸は痩せの方、DGLAは肥満の方に多いという傾向があります。代謝的にはDGLAはアラキドン酸の前駆物質で、痩せの方ではDGLAからアラキドン酸が作られやすく、肥満の方では逆にDGLAからアラキドン酸が作られにくいようです。もちろんリノール酸の摂取が多ければ、両者とも高い状態が生まれます。

当院の調査では、高血圧の方は中性脂肪とDGLAには正相関があり、メタボリックシンドロームとDGLAの関係を裏付けています。また、肝機能のGOTやGPTがDGLAと正相関することから、DGLAは脂肪肝の要因の一つと言えそうです。これまでオメガ6ではアラキドン酸ばかりが悪者扱いされてきましたが、今後はDGLAにも注目です。

脂の真実3　LDL-Cを下げるにはリノール酸の摂取を制限すれば良い

コレステロールを食事で摂取しても、肝臓で合成されるコレステロールの量が少なくなるため、血中のコレステロールは高くなりません。一方、当院の調査結果ではLDL-Cの値と血中リノール酸濃度との間には正相関が見られます。リノール酸は体内で合成されない必須脂肪酸ですので、基本的には摂取しなければ増えることはありません。LDL-Cを下げるにはリノール酸の摂取を制限すれば良いのです。

リノール酸は肉の脂にも含まれますが、最も多く含まれているのは植物油です。食事指導で、「魚を増やし、肉と油の使用を控えてください」と言うと、ほぼ確実にLDL-Cは低下します。また、「卵を控えましょう」ではなく「生やゆで卵はOK」「卵焼きや目玉焼きは止めましょう」が正解と考えています。

当院に通院中の男性は、90歳を超えても歩いて通院されています。だんだん食欲がなくなり、体重も減少する中で血清アルブミンも低下してきた80歳代後半、卵とヨーグルトの摂取を指導しました。すると朝と夕のごはんの際2個の生卵と他にゆで卵を摂取、結局、一日に5個を毎日摂取し、体重や血清アルブミンも元の値に回復しています。もちろんLDL-Cは不変です。

コラム

国によって異なる油の摂取
～アメリカ人には植物油が必要な理由～

前述したように、私のこれまでの研究では、血中のリノール酸と頸動脈球部のプラークと間に強い正相関があり、同じオメガ6系のＤＧＬＡと総頸動脈の肥厚との間に弱い正相関がありました。

さて、植物油にはオメガ6系多価不飽和脂肪酸のリノール酸が多く含まれます。ただし、植物油の摂取には国によって事情が変わります。米国では魚を食べない人も多く、必須脂肪酸であるオメガ3系多価不飽和脂肪酸が不足します。そのため、植物油にはオメガ3系のα-リノレン酸も含んでおり、魚を食べない米国人にとっては、植物油は貴重なオメガ3系の摂取源となっています。結局、米国人には、オメガ6系だけでなくオメガ3系多価不飽和脂肪酸を含むという理由で植物油の摂取が必要なのです。

一方、日本人は魚を食べることでオメガ3系多価不飽和脂肪酸を摂取することができます。そのため、日本人は植物油の摂取は必ずしも必要ではないとも言えるのです。なお、表15（次ページ）にありますように植物油は米国では大豆油が61％と最も多く、中国でも31％と最も多く消費されています。日本植物油協会の２０１１年の統計によると、菜種油については、ドイツ58％、フランス53％、日本44％の順に多く消費されています。

脂の真実４　コレステロールゼロの油に騙されるな！
結局、「リノール酸が少ない油」が良い油

市販の植物油に〝コレステロール０〟と記載されていると、なんとなく「こちらのほうがカラダに良いのかな？」と感じると思います。実際、市販の植物油は、そうしたキャッチコピーをうたい文句に業績を伸ばしてきました。

しかし、バターなどの動物性脂肪と違い、もともと植物油にコレステロールは入っていないのです。では、なぜことさらに〝ゼロ〟が強調されるのでしょうか。要は、そう記載した方が売れるから、なのですが。そこには、消費者の頭の中で、「コレステロール摂取量は減

（表 15）日本では菜種油が、米国では大豆油が一番多く消費

〔各国１人当たりの植物油の消費割合（%）（2011 年）〕

	米国	ドイツ	フランス	イタリア	中国	日本
パーム油	7	17	9	31	22	24
ごま油	0	0	0	0	1	2
大豆油	61	5	15	14	39	17
菜種油	13	58	53	8	21	44
オリーブ油	2	1	4	27	0	2
ヤシ油	3	6	1	2	1	2

N日本植物油協会－ISTA Mielke社「Oil World誌」「3.1 一人当たり消費量の世界比較」

らしたほうがいい」という、過去の誤った認識が払拭されていないためと思われます。

コレステロールは0でも、植物油はコレステロールエステルの主な脂肪酸であるリノール酸を多く含んでいます。身近な油では、オレイン酸の多いオリーブ油を除いて、ひまわり油、大豆油、ごま油、こめ油にはリノール酸が多く含まれています。日本で多く消費されている菜種油にはリノール酸が多く含まれているものの、それ以上にオレイン酸が多く、その他、リノレン酸も多く含まれています。

最近では、健康に良い油としてオリーブ油やココナッツ油がマスコミに取り上げられています。その共通の特長は、リノール酸が少ない点です。結局、コレステロール0が重要なのではなく、リノール酸が多いかどうかが重要なのです。

また、植物油に水素添加してできたマーガリンは、リノール酸が多いだけでなく動脈硬化を起こしやすいとされるトランス脂肪酸も多く、ソフトタイプには100g当たり13・0g以上、ハードタイプには14・7g以上、高リノール酸タイプには8・0g以上含まれています（医師薬出版：日本食品成分表）。マーガリンをよく使う人は、摂り過ぎに注意しましょう。

油の選び方ですが、リノール酸の量に注目すればよいのでとてもシンプルです。次の増やしたい油と減らしたい油を参考に、食生活を見直してみてください。

コラム

減らしたい油と増やしたい油

●減らしたい油

リノール酸の多い油・食品

植物油（オリーブ油を除く）、見えない油として加工食品（菓子、パン、マヨネーズ、カップ麺、総菜）、ファーストフードなど

●増やしたい油
オメガ3系（DHA、EPA、α-リノレン酸）
魚、加熱しないエゴマ油や亜麻仁油
※加熱調理では、リノール酸の少ないオリーブオイルを

脂の真実5　女性は無意識のうちに菓子やパンからリノール酸を摂りがち

厚生労働省「国民健康・栄養調査報告」（平成28年）によると、男性は体型的に大きいためか、食品別に女性に比べ20％以上多く摂取するのは米・加工品、肉類ですが、細かく見ると、うどんや中華めん、アルコール飲料などがあります。

逆に、女性が男性より20％以上多く摂取するのは果実類で、それに近いのが菓子類で、20歳代では実に男性より50％も多く摂取しています。なかでもケーキ・ペストリー類、ビスケット類などです。つまり、女性は〝カタカナ語〟のお菓子から、糖質だけでなく油脂を豊富に摂っています。

その結果、糖質から飽和脂肪酸やオレイン酸の摂取が増え、さらに菓子に使われている油脂がマーガリンであればリノール酸が増えてしまいます。少なくとも女性の脂質摂取を

考えるうえで、菓子のウエートはかなり大きいと言えるでしょう。

当院の患者さんで前年の検診結果ではLDL－C197mg／dLだった方が、今年の検診では147mg／dLまで下がっていた点について「どうされたんですか？」とお聞きしたところ、「パンを止めたんですよ！」と、すぐにご返事されました。この一年、菓子パンを含めパンを止めたとか。やはりカタカナ食材を止めるとLDL－Cは低下することを、本例は実証した1例と言えるでしょう。

脂の真実6　成分表示チェックで身を守れ！　トランス脂肪酸対策を

トランス脂肪酸はLDL－Cを増やし、HDL－Cを減らしてしまうことや、体内で炎症反応を増加させ血管をもろくし、過剰摂取すると動脈硬化や心疾患のリスクが高まることが知られています。日本で人の摂取量は、海外と比べると少ないため、特別規制はされていないものの、健康への悪影響が指摘されている油だということは知っておいた方がよいでしょう。

トランス脂肪酸は、揚げ物、ふんわりとしたパンやカリッとした食感の菓子などに多く含まれており、現代の食生活ではいつの間にか摂取が増えてしまいがちです。パンや菓子類などの市販品を購入する際、パッケージの裏面に植物油脂、マーガリン、ショートニングと書かれていたら、そっと別の会社の商品に変えましょう。その会社はマーガリンを容認していると考えた方が良く、大抵その会社の製品にはマーガリンが入っているからです。

トランス脂肪酸を減らすコツ

・スナック菓子やビスケット、クッキー、パイなどの焼き菓子は控えめに
・食品表示の原材料を見て選ぶ（マーガリンではなくバターを使ったものを）
・外食での揚げ物は控えめに
・調理に使う油は酸化しにくい油（オリーブ油、ココナッツオイルなど）を選ぶ
・マーガリンの摂取量を減らす、またはトランス脂肪酸ゼロのマーガリンを選ぶ

食事で下げようLDL-C

◎食事を変えたらLDL-Cが下がった！　50代女性の実例集

当院では過去1か月間の食習慣（栄養摂取量や主な食品の摂取量）を調べるための質問

票であるBDHQを活用し、この結果を基に食事指導を行っています。

以下、LDL－Cが低下した2例を紹介します。ここでは「オメガ6系のリノール酸やジホモ－γ－リノレン酸（DGLA）が増えるとLDL－Cも上昇する」「オレイン酸（オメガ9系）が増えると中性脂肪も上昇する」という2点に注目してください。

症例1　魚を増やし、肉と油脂の制限でLDL－Cは低下

症例1では50代後半の女性に肉や油脂を制限し、魚の摂取増を指導したところ、1年2ヵ月後、コレステロール摂取は魚中心に増加し（表16・次ページ）、その結果、LDL－C1は210mg／dLから163mg／dLに低下し、中性脂肪は89mg／dLから131mg／dLへ上昇しました。EPAは96・9μg／mLから253・3μg／mLへ、DHAは195・7μg／mLから227・6μg／mLへ上昇しました（表17・次ページ）。

また、LDL－Cと関係の深いリノール酸は1248・3μg／mLから1060・7μg／mLへ、日本人の動脈硬化と深く関係するDGLAは47・3μg／mLから27・3μg／mLへ低下しました。しかし、中性脂肪と関係の深いオレイン酸は749・0μg／mLから809・3μg／mLへとやや増加しました。

（表 16） 魚を増やし、肉と油の制限で LDL-C は低下

〔症例 1 : 女性　50 歳代　高 LDL-C 血症（BDHQ）〕

総脂質(%エネルギー)	2012.3	2013.5
肉類	2.9	0.5 ⬇
油脂類	4.0	0.8 ⬇
魚介類	2.9	14.8 ⬆
卵類	2.2	1.0 ⬇
豆類	3.8	2.2 ⬇
調味料類	1.7	0.7 ⬇
コレステロール(mg/日)		
卵類	196	89 ⬇
魚介類	57	297 ⬆
肉類	32	8 ⬇
乳類	18	16
菓子類	34	31
その他	7	6

（表 17） 肉類、植物油などの制限でリノール酸や DGL が顕著に低下。魚でオメガ 3 増加。結果 LDL-C は 47㎎ /dL も低下

〔症例 1 : 女性　50 歳代　高 LDL-C 血症〕

血中脂肪酸	2012.3	2013.6	基準値（μg/mL）
DHA	195.7	227.6	48.6-152.4
EPA	96.9	253.3 ⬆	11.6-107.2
DGLA	47.3	27.3 ⬇	10.9-43.5
AA	273.3	210.1 ⬇	85.1-207.8
リノール酸	1248.3	1060.7 ⬇	399.1-949.8
オレイン酸	749.0	809.3	194.7-766.2
ステアリン酸	311.5	334.8	104.5-253.6
パルミチン酸	937.4	1008.5	281.5-789.4
血清脂質			基準値（mg/dL）
LDL-C	210	163 ⬇	<140
HDL-C	74	67	≧40
中性脂肪	89	131 ⬆	<150

この方の場合、飲酒の習慣があり、それが中性脂肪（主にパルミチン酸やオレイン酸）の上昇に影響した可能性があります。本例では、オメガ3系が増え、オメガ6系が減ったことで動脈硬化のリスクは低下したと言えるでしょう。DGLAが約42％も低下したことは、特筆すべき結果です。

魚の摂取量が多いほどオメガ6系脂肪酸は低下します。加えて、本例では肉類や植物油などの制限により、リノール酸やDGLAの低下が増強されたものと考えられます。結果として、LDL－Cは47mg／dLも低下しました。

症例2　オメガ3／オメガ6の比率アップが奏功したケース

症例2では50代後半の女性に肉や油脂を制限したところ、1年7ヵ月後のコレステロール摂取は卵中心に増加しましたが（表18・次ページ）、その結果、LDL－Cは182mg／dLから132mg／dLに低下し、中性脂肪も185mg／dLから98mg／dLに低下しました（表19・次ページ）。EPAは63・4μg／mLから84・3μg／mLへ、DHAは230・2μg／mLから247・7μg／mLへ上昇したのに対し、やはりここでもLDL－Cと関係の深いリノール酸は1137・1μg／mLから737・5μg／mLへ、DGLAは51・0μg／mLから33・1μg／

（表 18）肉類、植物油などの制限でリノール酸や DGL が顕著に低下。魚でオメガ３増加。結果 LDL-C は 47㎎/dL も低下

〔症例２：女性　50 歳代　高 LDL-C 血症（BDHQ)〕

総脂質(%エネルギー)	2011.10	2013.5
肉類	4.6	0.5 ⬇
油脂類	5.5	0.9 ⬇
魚介類	4.8	2.4 ⬇
卵類	0.3	4.7 ⬆
菓子類	0.7	1.3
コレステロール(mg/日)		
卵類	28	413 ⬆
魚介類	107	109
肉類	70	9 ⬇
乳類	2	5
菓子類	13	25 ⬆
その他	3	2

（表 19）〔症例２：女性　50 歳代　高 LDL-C 血症〕

血中脂肪酸	2011.10	2013.5	基準値（μg/mL）
DHA	230.2	247.7	48.6-152.4
EPA	63.4	84.3 ⬆	11.6-107.2
ジホモ-γ-リノレン酸	51.0	33.1 ⬇	10.9-43.5
アラキドン酸	213.7	177.2 ⬇	85.1-207.8
リノール酸	1137.1	737.5 ⬇	399.1-949.8
オレイン酸	839.9	586.5 ⬇	194.7-766.2
ステアリン酸	268.7	215.5 ⬇	104.5-253.6
パルミチン酸	930.6	737.5 ⬇	281.5-789.4
血清脂質			基準値（mg/dL）
LDL-C	182	132 ⬇	<140
HDL-C	57	58	≧40
中性脂肪	185	98 ⬇	<150

mLへ低下し、中性脂肪と関係の深いオレイン酸も839・9μg／mLから586・5μg／mLへと低下しました。

魚介類摂取が減少したにも関わらず、血中のEPAがやや高くなったのは、肉や油脂類の減少が大きく、相対的にオメガ3の比率が高くなったためで、本例はオメガ3／オメガ6比率を高めることの意義を示した1例と言えるでしょう。また、ここでもDGLAが約35％も低下していました。

詳しく述べると、必須脂肪酸の代謝過程で働く酵素はオメガ3系、オメガ6系ともに同じであるため、お互い拮抗する関係にあり、EPAの大量投与でリノール酸は低下、リノール酸大量投与でEPAは低下します。以上、卵によりコレステロールの摂取が増加しても、肉や油脂の制限によりリノール酸が著明に低下したため、LDL－Cは50mg／dLも低下したケースです。

コレステロールをシャットアウト！今日からできるLDL-Cを下げる食事法

薬を使わなくとも、日々の食事でLDL－Cを低下させることは可能です。食事のポイントを以下にまとめました。すぐに始められます。ぜひ実践してください。

①コレステロールゼロの植物油でも、摂り過ぎはLDL-Cを増やし逆効果

植物油は、リノール酸が豊富という点が落とし穴になります。コレステロールは多く摂取しても体内での生産が低下するため、LDL-Cが高くなりませんが、リノール酸は、人の体内では作られない必須脂肪酸であるため、食事からの摂取に依存しています。リノール酸の多い油や食品を摂るとLDL-Cは高くなります。

リノール酸が多い油をしっかりと把握しよう

油には、見える油（植物油、マヨネーズ、マーガリン、バターなど）と見えない油（肉類、卵類、乳類、魚介類、穀類、豆類、菓子類など）があります。

見える油については、オリーブ油以外の植物油にはリノール酸が多く含まれています（表20）。バターとマーガリンでは、マーガリンにリノール酸が多く含まれます。

次に見えない油については、魚にはEPAやDHAが多く、牛肉や豚肉にはリノール酸が

(表 20) リノール酸が多いのはどの油？

〔「見える油」の脂肪酸チェック（可食部 100g 当たり脂肪酸（mg））〕

	パルミチン酸	ステアリン酸	オレイン酸	リノール酸(ω-6)	リノレン酸(ω-3)
オリーブ油	9310	3010	70500	9780	752
ごま油	8440	4970	36600	42000	563
こめ油	16900	1600	39100	33400	1600
ひまわり油	6310	3490	17900	65800	659
大豆油	9740	3600	23000	49900	7470
なたね油	3770	1600	55200	20500	10200
マーガリン・ソフトタイプ	12600	4740	31900	24900	2100
バター	22100	8300	18400	1940	523
牛脂	24300	16700	40900	3140	285

日本食品成分表（医歯薬出版）

(表 21) リノール酸が多いのはどの食品？

〔「見えない油」の脂肪酸チェック（可食部 100g 当たり脂肪酸（mg））〕

	パルミチン酸	ステアリン酸	オレイン酸	リノール酸(ω-6)	EPA (ω-3)	DHA (ω-3)	コレステロール
さんま（生）	1460	251	871	224	844	1400	60
さんま（焼き）	1310	230	737	173	702	1140	75
本マグロ･生･脂身	3120	986	4160	302	1290	2880	55
うなぎ蒲焼	4170	907	7530	518	864	1490	240
牛脂身・かたロース	20600	7100	31500	1670			70
豚脂身かたロース	18900	11000	28100	9060			65
若鶏・手羽	3020	749	5800	2020	54	94	110
全卵　生	2290	783	3970	1220		164	470
卵黄　生	6370	2180	11100	3400		457	1300

日本食品成分表（医師薬出版）

多く含まれています（表21）。魚や肉にはパルミチン酸やオレイン酸も含まれますが、EPAやDHA、それにリノール酸は摂取しないと増えない必須脂肪酸という点で、後者の方が血中脂肪酸を測定するうえでより重要といえます。ここでも、コレステロールは体内で合成できることから、あまり気にする必要がないことを思い出してください。このほか可食部100グラム中でリノール酸が多いのは、植物油以外に、マーガリン、マヨネーズなどのほか、ポテトチップ、ポップコーンなどの菓子が挙げられます。あなたがよく摂る油、食品ではどうでしょうか。それぞれの油や食品の脂肪酸を比較してみてください。

②調理油にも注意して食事からのリノール酸摂取を減らすべし

リノール酸過剰な食生活を続けていると、血栓ができやすくなり動脈硬化を促す重大なリスクとなります。リノール酸を多く含む肉や植物油、マーガリンの制限は、LDL－Cの低下に有用な食事法です。ただし、肉は良質のタンパク源でもあります。摂り方を工夫すれば食べてもOK。赤みの牛肉など脂肪分の少ない部位を選びましょう。

また、加熱調理には、比較的リノール酸の少ないココナッツオイルやオリーブオイルを使うと、LDL－Cを上げることはありません。

③パンや菓子類のマーガリンを避けよ

ご飯よりパン好きな人は、リノール酸偏重になりやすいので注意しましょう。パンや洋菓子には植物油（リノール酸）やマーガリンが多く使われているうえに、マーガリンにはトランス脂肪酸も含まれています。一般的に価格が安くなってくると、バターよりもマーガリンが使われていることが多いようです。

④コレステロール含量に神経質になるな！　魚と卵はむしろ摂るべし

長生きするためのコレステロール管理は、量ではなく質が重要。したがって、リノール酸の害を低下させる魚の油は多く摂取した方が良いということになります。マグロの脂身にはコレステロールが含まれているものの、豊富なＥＰＡやＤＨＡがリノール酸を低下させるため、摂取してもＬＤＬ－Ｃが高くなることはないはずです。

卵については、女性では摂取が増えるとＬＤＬ－Ｃが上昇するという疫学研究の結果が得られています。ただし、当院で卵料理を目玉焼きからゆで卵に変えたらＬＤＬ－Ｃが低下した女性の例があります。そのほか、卵の摂取とＬＤＬ－Ｃの間にきれいな正の相関がある女性では、調理法に油脂が多く使われていることから、卵の調理法に大きく影響されているのではと考えています。卵は調理法に気をつければ摂取は貴重な必須アミノ酸の供給源であることから、むしろ積極的に摂るべきです。

⑤週2回は魚食、または刺身を毎日8切れ食べよ

まぐろ、青魚などの脂の多い魚を積極的に摂取しましょう。ＥＰＡやＤＨＡの摂取量を増やすことでリノール酸やＤＧＬＡが低下した例があります。

私は、毎日刺身8切れを目安に摂っていますが、最低でも週2回は脂肪分の多い魚を摂ることをお勧めします。調理法としては、生で食べた方がＥＰＡやＤＨＡをたくさん摂ることができます。または煮魚にして煮汁ごと食べたり、蒸して食べたりすると、ＥＰＡやＤＨＡの損失を減らせます。

魚が苦手な方は、α‐リノレン酸を豊富に含み、体内でＥＰＡに変わる植物性のエゴマ油やアマニ油などを取り入れるのもお勧めです。ただし、酸化されやすいので加熱調理には向きません。そのまま料理にかけたりして、生で摂るようにしましょう。

良い油は積極的に取ってほしいのですが、油は高エネルギーということも忘れずに。悪い油から良い油に切り替えるなどして、総量を増やしすぎないよう注意しましょう。

付章

動脈硬化解決の重要ポイントがわかる！

ヘルスケア・インタビューとＱ＆Ａ

第1章～5章までは、専門的なデータも交え、コレステロールと脂の問題を解説してきました。「難解でちょっとわかりづらかった」という方のために、本書の要点を噛み砕いてわかりやすくお伝えするべく、ここからはQ＆Aをお届けします。

まずは、検診数値（基準値）の罠にはまることなく、病気を遠ざけ、健康で長生きするために何をすべきなのか？　女性に本当に必要なヘルスケアは？　などについてインタビュー形式で話題を進めていきます。次に、こんなときどうする？　という質問にお答えします。本書の復習にもなりますし、ここだけを読んでも、大事なポイントがすっと頭に入ってくると思います。ここで基本的な知識を身につけたら、健康診断や病院受診のときに、自分の数値を改めてじっくりと見直してみてください。

真相1　大切なのはコレステロールの質？

——健康診断の数値にはいろいろな項目がありますが、コレステロールの数値については、いまだに多くの方が気にしていると思います。とにかく下げた方がいい、動脈硬化の原因になるからと。しかし、先生は、以前から日本の医療において、コレステロール治療薬がムダに使われてきたと訴えてきましたよね？

田中　確かに動脈硬化は、心筋梗塞や脳梗塞の引き金になることで知られています。しかし、本書でも幾度となく解説していますが、コレステロールが増えただけでは、動脈硬化は起こらないのです。臨床医はみな、疑問点をもっていたと思います。私自身、診察の現場で、コレステロールが高いだけの女性で、心筋梗塞になった方を見たことがないのです。ただし、遺伝性の高コレステロール血症の方をのぞいて、ということになりますが。

ずっと、なぜ治療をしなくてはいけないのかと疑問に感じていたあるとき、イギリスの疫学研究を調べていたら、女性では総コレステロール値がかなり高くならないと心筋梗塞のリスクは高くならないというデータを見つけました。それで、やはり！と確信したのです。現在の診断基準値に関する研究データは、男性を対象としたものが中心です。つまり、「性差」に配慮せずに決められてきた。改善すべき点がまだまだ多いと考えています。

――本書では、本当の悪玉はスモールデンスＬＤＬ（小型化したＬＤＬ）であり、それは中性脂肪が高く、ＨＤＬ－Ｃが低い状態で出現しやすいと述べています。よって、そもそもＨＤＬ－Ｃが高い日本人女性は、総コレステロールやＬＤＬ値が少し高くても、動脈硬化のリスクは低い。にもかかわらず、ＬＤＬ値が高いかどうかの基準のみで投薬が行われてきた。こうした事実は、一般に知られていないのですね？

田中　そうですね。もう少し詳しく述べますと、重要なのはコレステロールの〝質〟です。ＬＤＬ値が例え同じでも、その中身は一人ひとり違います。リポタンパクであるＬＤＬ－Ｃには、リノール酸をはじめ、ＥＰＡやＤＨＡも含まれており、どのような脂肪酸組成になるかで、動脈硬化のリスクが違ってくるのです。特に女性のコレステロール問題は、ＬＤＬ－Ｃが高いことが要因なのではなく、オメガ６系のリノール酸の過剰摂取が要因だと考えています。要するに、普段摂取する油脂の種類が問題です。

真相2　コレステロール基準値は何が正しいの？　特に女性も年齢で守らないとダメ？

――健康診断には基準値というものがあり基準値を超えていたり低かったりした場合には、生活指導や治療を受けることになります。しかし、動脈硬化学会の脂質の診断基準値と、日本人間ドック学会の基準範囲は、必ずしも同じではないですね。日本人間ドック学会の基準値では、総コレステロールやＬＤＬ－Ｃについては、女性は年齢別に細かく設定されています。こうした基準値をどうみたらよいのでしょうか？

田中　人間ドック学会では、１００人の対象者のうち５％の人を異常と想定し、統計学的に基準範囲を決めています。一方、日本動脈硬化学会では、ある値以上になると冠動脈疾患の発症が有意に増加するというカットオフ値を、疫学研究の結果から得て決めたことになっています。しかし、実際にはコレステロールと冠動脈疾患の関係には性差があり、かつ心筋梗塞が少ない日本人女性では、総コレステロールやＬＤＬ－Ｃの基準値を決めるだけの冠動脈疾患の発症がなく、これまでの疫学研究の結果からは基準値は得られていません。すなわち、女性では基準値に根拠はないのです。そのため、本書で紹介したように、吹田研究では、イベントを増やそうと心筋梗塞以外の冠動脈ステント術などの冠動脈疾患もカウントに入れたのですが、結局は無駄でした。

――基準値がバラバラでは、私たちは混乱してしまいます。

田中　そうですね。基準値はこれまでの研究データなどから、学会ごとに有識者などによって決められるのですが、基準値と基準範囲があって混乱しています。また、ＬＤＬ－Ｃの基準値のように、女性には根拠のない基準値もあるわけです。そうした事情があることは、一般の方には知るよしもないですからね。

――コレステロールについては、基準値ばかりに振り回されなくてＯＫ。そう覚えておくと良いのですね？

田中　はい。動脈硬化は、糖尿病、高血圧、遺伝性の家族性高コレステロール、喫煙などのリスク因子が多数重なって起こる病気です。よって、「コレステロールだけに目を向けない」ということが大事です。ただ、健診で脂質について指摘を受けた場合には、メタボ健診の基準値で指摘されているはずです。幸いメタボ健診の基準表は、表22・187ページにありますように、バラバラではなく統一されています。ただし、吹田研究でも英文論文にするときは、腹囲の基準を男性90㎝以上、女性80㎝以上に、低ＨＤＬ－Ｃ血症の基準を男性40㎎／dL未満、女性50mg／dL未満にするなど、欧米基準に変更するという姑息な手段を使っています。ということは、裏を返せば国内基準が根拠なきもの、あるいはあっても薄いものであると言えるでしょう。

＊脂質の診断基準

●日本動脈硬化学会の基準

悪玉コレステロール（LDLコレステロール）……………140mg／dL以上
善玉コレステロール（HDLコレステロール）…………40mg／dL未満
中性脂肪（トリグリセライド）…………………………150mg／dL以上
※空腹時に採血したデータを使います。

（表 8）人間ドック学会の基準範囲（再掲）

〔更年期以降の LDL-C 上昇を考え、年代別にしている人間ドック学会の基準の方が日本動脈硬化学会より実用的〕

	年代	男　性		女　性	
		下限	上限	下限	上限
TC	30-44	151	254	145	238
	45-64			163	273
	65-80			175	280
LDL-C	30-44	72	178	61	152
	45-64			73	183
	65-80			84	190

（表 22）メタボリックシンドロームの診断基準（2005 年発表）

	男性	女性
中心性肥満	85cm以上	90cm以上
高血圧	130/85mmHg以上	130/85mmHg以上
空腹時血糖高値	110mg/dL以上	110mg/dL以上
高中性脂肪血症	150mg/dL以上	150mg/dL以上
低HDL-C血症	40mg/dL未満	40mg/dL未満

高LDL-C血症の診断基準（日本）

高LDL-C血症	140mg/dL以上	140mg/dL以上

（人間ドック学会）

真相3　コレステロール対策には頸動脈エコーがなぜいいのか

――女性は更年期以降、脂質代謝が変化しますよね。注意点というと、どんなことになりますか。

田中　男性は、肥満度（ＢＭＩ数値）が高くなるほどＬＤＬ値が上がってきますが、女性の場合はＪカーブを描くことも知っておいていただきたい点です。つまり、日本人女性の場合、やせていてもコレステロールが高いという方がいっぱいおられます。

――一般には、太っている人ほどコレステロール値が高いというイメージがあります。これは基本的には正解で、日本人男性の場合はあてはまりますね。でも女性では、やせていてもＬＤＬ値が高い人がいるのですね。

田中　はい。例えば運動をすると糖を消費して中性脂肪は減りますね。ですが、コレステロールは運動で消費されません。コレステロールの問題は、あくまで質の問題で、量的にはリノール酸が多いかどうかです。運動をして中性脂肪が減りやせたからといって、ＬＤＬ値は下がらないのです。もっとも、やせることでメタボや高血圧などのリスクは下がりますし、その結果、動脈硬化を抑制します。運動すること自体は体全体の健康にとってよいことです。

――女性は、男性と同じ基準で動脈硬化が進んでいると早合点しないほうがよいですね。結局、女性のコレステロール対策はどのように考えるべきでしょうか。

田中　心配な方は頸動脈エコー検査を受けて、総頸動脈の年齢予測以上の肥厚や頸動脈球部にプラークができていないかをチェックするとよいと思います。

――女性は、女性ホルモンのエストロゲンが枯渇する閉経後がターニングポイントになるかと思います。

田中　その通りで、45歳未満、更年期世代（45〜55歳）、55歳以上と分けて対策をとることができれば理想的です。

まず、更年期以前（一般に45歳未満）は、エストロゲンによる血管内皮の保護などの抗動脈硬化作用があります。若い年代では、ＬＤＬ値がかなり高い「家族性高コレステロール血症の方」のみ注意すればよいと言えそうです。

次に更年期女性ですが、更年期に入るとＬＤＬ－Ｃが徐々に高くなります。ただ、高血圧症や糖尿病、喫煙などのリスク因子がなければ頸動脈の動脈硬化は進みません。一方、高血圧症や糖尿病があると、総頸動脈の肥厚や頸動脈球部にプラークを形成する例が認められます。女性は、内臓脂肪の蓄積によるメタボリックシンドロームを合併すると動脈硬化が急速に進む傾向があるので注意が必要です。そのため、リスク因子をもつ例では、頸動脈エコー検査を一度は行うべきです。

――では、55歳以上ではどうなりますか?

田中　60歳位までＬＤＬ－Ｃは高くなります。日本動脈硬化学会の診断基準では、ＬＤＬ－Ｃ１４０mg／dL以上となっていますが、高血圧症などの危険因子がない場合、当院の調査ではＬＤＬ－Ｃ１８０mg／dL以上になって初めて頸動脈球部にプラークを形成する例が多くなります。したがって、55歳以上の閉経後高ＬＤＬ－Ｃ血症の診断基準値は、１８０mg／dL以上と言って良いでしょう。ただし、高血圧症や糖尿病などのリスク因子があれば、ＬＤＬ－Ｃはそんなに高くなくても動脈硬化は進むため、更年期の脂質管理と同様で、頸動脈エコー検査は必須と考えられます。

真相４　食事でのコレステロール制限は無意味？　魚を食べる女性は老けないし、動脈硬化改善にもなるって本当？

——最近では、「食べる物では体内のコレステロール値は大きくは変わらない」というのが常識となり、国の食事摂取基準でもコレステロールの制限がなくなりましたね？　卵は食べてOKとなりました。

田中　健常者において、食事中コレステロールの摂取量と血中コレステロール値の間の相関を示す十分な科学的根拠がないことがわかりましたからね。

——では、食事では何がコレステロールに影響を与えるのでしょうか。

田中　肉や植物油に多く含まれる脂肪酸オメガ6が関係していると私は見ています。当院のデータでは血中のリノール酸とLDL-Cとの間にはきれいな正相関が認められたのです。また、リノール酸と頸動脈球部IMT、リノール酸の代謝産物であるDGLAと総頸動脈IMTの間に正相関が認められました。ということは、リノール酸は必須脂肪酸ですので、その摂取が多いと、総頸動脈、頸動脈球部ともに動脈硬化が進むと考えられます。コレステロールが多いからと卵を制限する必要はなく、むしろ調理に使う油の種類に注意が必要です。魚が嫌いで肉ばかりたべている方、パンや菓子類が好物の人などは、リノール酸偏重になりやすいです。また、高血圧の女性では、塩分摂取にも気をつけたほうがよいですね。

——むしろ卵や魚は積極的にとりたい食材とされていますね。どちらも良質なタンパク源であることから、介護予防の点でも、高齢者のフレイル＊対策にも有効ですね。

田中　脂肪の多い魚をとると、オメガ3系の脂質であるEPAやDHAを増やすことになります。血中のEPA濃度が高いと、オメガ6のデメリットを打ち消してくれるので、LDL-Cの質がよくなり、悪玉化しないことがわかっています。動脈硬化改善にもつながります。

――女性は、お菓子やパンのとり過ぎに注意して、なおかつ魚を積極的に摂ることが健康の秘訣ですね。ただ、なかには魚が苦手な人もいます。EPAやDHAをサプリで摂ってもよいでしょうか?

田中　もちろん活用してもよいのですが、EPA、DHAのサプリは、クリニックで処方する保険適用の製剤に比べるとEPAやDHAの内容量が少なく、臨床的な効果は小さいと考えられます。例えば、治療で使うEPA製剤は1800mgですが、市販のサプリではEPA、DHAがそれぞれ200mg程度と少ないのです。3倍量飲んだら効くかもしれませんが、価格も3倍になってしまいますね。

――市販のサプリと医療用の製剤では量にかなり差があるのですね?

田中　それに、魚を摂取することとサプリをとることは同じではないのですよ。魚を食べる量を増やせば、今まで食べていた肉の摂取が減る可能性がありますよね。でも、サプリでは、お腹がいっぱいにならないから肉を減らせない。サプリはあくまでも足し算に過ぎないので、食品の代わりにはならないのです。

――なるほど。食品からとる意義は大きいのですね。

田中　話は変わりますが、野菜は食物繊維が豊富で血糖値を抑制してくれる作用が期待できます。一方、ビタミンやミネラルのサプリで野菜の不足分を補おうとしても、血糖値抑制効果は得られませんよね。

――サプリはあくまでも、足りないものを補うものであって、食材そのもので摂るメリットの方が、はるかに大きいということですね。

田中　魚の油自体は太りませんから安心して食べてください。卵をとるときには、植物油を使う卵料理ではなく、ゆで卵や生卵がよいでしょう。

――オメガ3系の油は血管のアンチエイジング対策にも有効です。ただ酸化しやすいので、加熱しないほうが良いそうですね。エゴマ油やアマニ油をサラダのドレッシング用に使うのはどうでしょうか。エゴマ油やアマニ油で野菜をさっと和えたら、ワインビネガー、塩・こしょうをするだけ。食べる直前に和えるのが酸化を防ぐコツ。そして加熱調理では、酸化しにくいココナッツオイルやオリーブオイルを使います。

田中　それでよいと思います。「コレステロール改善は食事から、特に油から。コレステロールは制限しなくてよい」と覚えておきましょう。ちなみに私の朝食は10年以上、ニンジンとリンゴのジュースが基本で、現在はバナナと納豆にエゴマ油をかけています。昼は野菜、肉食主体で、夕食は野菜、豆腐、魚を食べる和食党です。刺身は毎日8切れ食べるようにしています。

＊フレイル（虚弱）とは？
加齢に伴い身体の予備能力が低下して、健康障害を起こしやすくなっている状態で、要介護の前段階のことをいいます。筋肉の減少に着目したサルコペニアもフレイルの一因。身体機能の低下、活動量や食欲・食事量の低下、疲労感、筋力や活力の低下などを含みます。

真相5　喫煙は1日1本でもやはりダメ？

田中　最後に、女性の方へのメッセージとして、喫煙の害についてお話しておきたいと思います。喫煙と冠動脈疾患の関係は、女性のほうが男性以上に影響が大きいことがわかっています。その背景には、喫煙により血中エストロゲンの低下や早期の閉経が起こるためです。

――女性の心血管疾患予防にもとても役立つ女性ホルモン（エストロゲン）の保護効果が失われてしまうのですね。

田中　そうなんです。2018年には、141件の疫学研究をメタ解析した英国の研究では、1日1本と1日20本の喫煙を比較し、喫煙未経験者に対する冠動脈疾患の発症リスクを調べたところ、男性では1日1本の相対リスクは1・74倍、1日20本の相対リスクは2・27倍だったのに対し、女性では1日1本の相対リスクは2・19倍、1日20本の相対リスクは3・95倍だったことが報告されています。過去に日本でも急性心筋梗塞のリスク因子を研究した報告で、男性の喫煙のオッズ比が4・0倍だったのに対し、女性では8・2倍であったことがわかっており、喫煙は、男性以上に女性の冠動脈疾患の大きなリスク因子であると言えるでしょう。

――最近、全店舗禁煙を実施する外食チェーンのニュースが話題になりました。喫煙は、がんのリスクにもなりますから、公共の場所での受動喫煙防止などの対策はどんどん進めてほしいですね。更年期症状への対処にはホルモン補充療法が有効ですが、喫煙者や高血圧の方では処方できないケースが多くなります。現在、喫煙されている方は、できるだけ早く禁煙したほうが良いですか？

田中　そうですね。女性の動脈硬化を予防するうえで禁煙は欠かせません。本書では、動脈硬化を進行させる要因の一つと考えられているLDL－Cについて、基準値の危うさなどを中心に述べてきましたが、大切なのは「そもそも男性と女性では、性ホルモンによる体への影響などの違いがある」ことを認識しておくこと。医師も患者も根拠が不足する基準値を闇雲に信じることなく、リスク因子の重なりや頸動脈の動脈硬化度を参考に方針を立てるべきでしょう。

これだけ気をつければ大丈夫！
コレステロールQ＆A　こんなケースはどうしたらいい？

Q１　**更年期に入った女性です。ＨＤＬコレステロールの数値が低いと言われました。注意すべき点はありますか？**

A１　中性脂肪を減らすような生活習慣を心がけましょう。

ＨＤＬコレステロールは善玉コレステロールと呼ばれ、末梢の余ったコレステロールを回収し、肝臓に戻す働きがあります。

また、ＨＤＬコレステロールは中性脂肪と逆相関します。具体的には中性脂肪を減らすとＨＤＬコレステロールが増えるのです。中性脂肪は飽和脂肪酸のパルミチン酸や一価不飽和脂肪酸のオレイン酸が主体ですので、これらの脂肪酸に富んだ食材を摂取する以外に、肝臓では余ったグルコースからも産生されます。そのため糖質制限をしたり、運動で糖質を消費すると、肝臓では中性脂肪からグルコースへ変換され、中性脂肪は低下し、結果、ＨＤＬコレステロールが上昇するのです。

まずは、糖質をとりすぎていないか見直してみましょう。食べ過ぎたときには運動で消費するよう心がけましょう。

Ｑ２　脂質異常症予備群と言われ、薬での治療を勧められましたが、飲みたくありません。

Ａ２　頸動脈エコーで動脈硬化度が年齢より進んでいなければ経過観察は可能です。動脈硬化はリスクの重なりにより進行が加速します。高ＬＤＬ－Ｃコレステロール血症以外に、低HDL血症や高中性脂肪血症、高血圧症、糖尿病、喫煙などのリスクがあるかどうかがポイントです。基本的には頸動脈エコーで動脈硬化度を確認し、年齢予測より進んでいなければ薬を飲まないで、経過観察は可能です。本書の第4章でも似た症例について紹介していますので参考にしてください。

Q3　閉経前の女性です。特に脂質の数値に異常はありませんが、今後ホルモン補充療法をすれば、HDLやLDLコレステロールの改善は期待できますか?

A3　HDL-C、LDL-Cともに改善する可能性は十分あります。ホルモン補充療法の経皮投与では動脈硬化の進展を抑制する可能性が期待できます。

ホルモン補充療法では、経口エストロゲンがLDL-Cを平均14・5mg/dL低下させ、HDL-Cを平均5・6mg/dL増加させたことが報告されています。そのメカニズムとして、経口エストロゲンがIDLからLDLへの変換酵素である肝性リパーゼ活性を抑制し、肝臓のLDL受容体を増加させたためとされています。

ところで、ホルモン補充療法には経口タイプと経皮タイプがありますが、経口エストロゲンでは中性脂肪の増加が問題視されています。一方、経皮エストロゲンは中性脂肪を増加させないか、もしくは低下させるため、活性酸素に酸化されにくい大型のＬＤＬ－Ｃ粒子を産生し、動脈硬化の進展を抑制する可能性があると考えられています。選ぶなら経口より経皮タイプですね！

Ｑ４　コレステロールを下げる薬を飲んでいます。副作用はありませんか？　また、飲んでいれば食事制限はしなくてよいですか？

Ａ４　薬だけに頼らず、食事の改善も大切です。植物油や肉類、菓子類などを控えましょう。コレステロールを低下させる治療薬・スタチンには横紋筋融解症などの重篤《じゅうとく》な副作用はありますが、頻度的には少なく、日常臨床では肝機能異常や耐糖能を悪化させるなどを経験する程度です。また、コレステロール吸収阻害薬のゼチーアは使用頻度が低いからかもしれませんが、私の経験では、副作用が出たケースはありません。

ところで、コレステロール低下薬を服用していてもLDL－Cが変動する例は少なくありません。薬だけでコレステロールを低下させようとするのは間違いで、やはり食事や運動などで脂質全体の改善を試みることが大切です。生活習慣病は本来であれば予防できる病態ですので、本人の考え方次第で医療費の無駄使いにも繋がります。医師は適切な指導を行い、医療費削減ができるようにしなければなりません。

この場合、LDL－Cのコレステロールエステルの主な成分であるリノール酸を多く含む植物油や肉類、菓子類などの制限が必要です。なお、卵については、植物油などの油脂を使った卵焼きや目玉焼きを好む方に高LDL－C血症の女性がいらっしゃいます。卵は良質なタンパク質源ですし、完全に避ける必要はないと思います。バランスよい食事を心がけ、調理法なども工夫してみましょう。

Q5　脂質異常症と診断されました。アルコールにはコレステロールや脂肪は含まれていません。それなのにアルコールを控える必要があるのでしょうか？

Ａ５　飲酒により、中性脂肪や総コレステロールが高くなるほか、多量の飲酒で高血圧や肥満などを起こします。

アルコールは肝臓での中性脂肪の合成を促進します。そのため、肝臓でのＶＬＤＬが増え、総コレステロール値が高くなります。

一方、ＬＤＬ－Ｃはコレステロールエステルを多く含み中性脂肪が少ないリポタンパクですので、アルコールにより中性脂肪がかなり高くなると（３００mg／dL以上）、ＶＬＤＬからＬＤＬへ移行が進まず、ＬＤＬ－Ｃはかえって低下します。また、アルコールは中性脂肪を増やすにもかかわらずＨＤＬコレステロールを上昇させます。

一日のエタノール換算で30ｇという中等量の飲酒は、非飲酒者に比べて虚血性心疾患とその死亡率を20％程度減少させることが報告されています。そういう意味では、アルコールによる脂質異常症は必ずしも悪いとはいえませんが、高血圧症や肥満などを合併する例が多く、量的に多い飲酒は問題です。また、ビールや日本酒には糖質が入っていますので、やはりとり過ぎには注意してください。

Q6　糖質制限をすれば、血管年齢は若くなり、動脈硬化にもなりにくいのでは？　脂質摂取の制限も必要なのですか？

A6　脂質の摂取バランスは、動脈硬化にも関係します。リノール酸のとり過ぎに注意が必要です。

動脈硬化は、酸化ＬＤＬと糖化ＬＤＬが要因とされています。糖尿病による腎症や網膜症などの細小血管障害は血糖値に依存すると考えられていますが、大血管障害ではインスリン抵抗性を背景に食後高血糖などがリスクになるため、糖負荷試験で境界型の方も心筋梗塞を発症することがわかっています。

すなわち、心筋梗塞の約１／３が糖尿病、約１／３が境界型で、残り約１／３が正常耐糖能との報告があります。これらを考えると、原因である糖質の制限は重要課題と言えるでしょう。糖尿病学会の重鎮である河盛隆造順天堂大学特任教授が「血糖値スパイク（食後血糖値の急激な上昇）に要注意」とＮＨＫのテレビ番組の中で繰り返し言っておられたのを思い出しました。

一方、脂質に関しては脂質が豊富なプラークが破綻しやすいとされています。さらに、その脂質の内容が、酸化しやすいLDL－Cである場合、動脈硬化のリスクが高くなります。つまり、リノール酸比率が高いことが酸化しやすさをもたらします。

食の欧米化が進んだ現代では、リノール酸の摂取過多になりがちです。加工食品の表示に植物油脂と書かれていれば、リノール酸が使われている可能性が高いです。「見えない油」にも気をつけましょう。

Q7　一度肥厚したIMT値は小さくなるのでしょうか？　元には戻らないのでしょうか？　どれくらいの頻度で頸動脈IMTを観察したらよいのですか？

A7　LDL－Cの低下により、IMT値が小さくなった例はありますが、それよりも年齢平均よりIMTの厚みがあるかどうかの確認が重要です。40歳代、50歳代の女性は、少なくとも一度は頸動脈エコー検査を受けましょう。

総頸動脈の平均IMTが薄くなるとか、頸動脈球部などにみられるプラークが治療により退縮するという報告があり、当院でも数例経験しています。

具体的には50歳代や60歳代の方で、ＬＤＬ－Ｃを１４０mg／dL位から70mg／dL位まで低下させたところ、2～3年でプラークが退縮しました。ただし、これらの症例は数年以内に心血管疾患を発症するような重症例ではないことから、プラーク退縮が臨床的にどの程度の予後改善をもたらすかは不明です。

頸動脈エコーは非侵襲的な検査ですので、検査間隔を短くすることは可能ですが、動脈硬化のスピードを考慮すると多重リスク性が重要になってきます。

そこで年齢予測以上の動脈硬化度であるかを重視すると、40歳代では頸動脈球部に１・５mm以上のプラークのある例は少ないので、総頸動脈のＩＭＴに注目します。

年齢より10年以上厚い場合は最初1～2年毎位の観察は必要です。ただし、総頸動脈ＩＭＴは10年で０・１mm程度の変化が通常ですので、経過観察以上に初診時の厚みがより重要なのです。初診時厚くなければ1～2年で急に厚くなることはありません。そのため、その後治療方針と頸動脈エコー所見が安定すれば3年毎程度に延ばすことができます。

次に50歳代になると急に厚みが増す例もありますので、ここでも年齢予測以上の動脈硬化度であるかが重要です。年齢予測より20年以上、厚い場合は何らかか多重リスクに対する対策が必要です。特にメタボ対策がポイントです。

一方、50歳代で頸動脈球部に1・5㎜以上のプラークがあれば、しばらくは0・5〜1年ごとに観察する必要があります。高LDL-C血症以外にリスク因子がなければスタチンを投与します。

もちろんプラークの厚みは1・8㎜や2・0㎜まで待つことも可能ですが、若い年齢で見つかった場合はその分大きくなりやすいことも念頭に入れた対策が重要です。そのため70歳代の女性にプラークが見つかってもそのまま経過観察する場合があります。〝人は血管とともに老いる〟の言葉通り、年齢にマッチしているかが最も大切なのです。

さて、女性では更年期に大きな変化が生じます。そういう意味では、40歳代、50歳代の女性は、少なくとも一度は頸動脈エコー検査を受けてください。そして予測より10年以上厚いことがわかったら、まず自分で生活習慣の改善を行ってください。もし予測より20年以上厚いことがわかったら、最も影響しているリスク因子に薬物療法も含めた対策を打ってください。

日本動脈硬化学会ガイドラインにおけるコレステロール基準値の変遷と問題点

1989年　コレステロール低下薬「スタチン（メバロチン）」発売

1997年版ガイドライン

（問題点）心筋梗塞が多い男性のみを対象にした研究結果で男女共通の基準値を設定

・総コレステロール220mg／dL以上

・LDL－C140mg／dL以上

※男性は45歳以上、女性は閉経後の薬物療法適応基準は総コレステロール220mg／dL以上（LDL－C140mg／dL以上）のため、女性ではスタチン投与が急増した

2002年版ガイドライン

（問題点）LDL-Cを管理するだけで動脈硬化を管理できるという幻想を根付かせた

・LDL－Cの管理基準値を160mg／dL未満、140mg／dL未満、120mg／dL未満、100mg／dL未満と設定

・総コレステロールを診断や治療の基準から除外
・診断名を「高脂血症」から「脂質異常症」に変更

2007年版ガイドライン

・一次予防において3〜6ヵ月間、生活習慣の改善を行ったにもかかわらず、LDL-C管理目標値が達成できない場合には、リスクの重みに応じて薬物療法を考慮
・性差が明らかなNIPPON DATA80の10年後の冠動脈疾患死亡の評価チャートを資料として掲載。性差を認めたことが画期的だった

2012年版ガイドライン

・日本人は欧米人に比べ心筋梗塞を発症する人が少ないことを考慮し、これまでの相対的リスク評価から米国型の絶対リスクに変更
・実際は、NIPPON DATA80の10年後の冠動脈疾患死亡の評価チャートから絶対リスクが分かるようにし、絶対リスク別にLDL-Cの管理目標値を設定したが、根拠は不明
・LDL-Cが180mg/dL以上を持続する場合は薬物療法を考慮と記載、1997年版とは大きな差があり、根拠不足が露呈

・一次予防において、生活習慣の改善を十分に行ったにもかかわらず、ＬＤＬ‐Ｃ管理目標値が達成できない場合には、リスクの重みに応じて薬物療法を考慮とあり、観察期間の縛りがなくなったため、投薬しないケースが増えた

2014年

日本動脈硬化学会が「わが国の実臨床の場では管理目標値があるほうが患者のアドヒアランスの観点から望ましく、実際に多くの実地臨床家が管理目標値を見て治療の目安にしていることから、従来通り管理目標値を維持すべきであるという考え方である」と表明

2017年版ガイドライン

（問題点）２０１２年版で使ったＮＩＰＰＯＮ　ＤＡＴＡ８０の代わりに吹田研究を活用した吹田スコアを作成した。その際、ＬＤＬ‐Ｃと冠動脈疾患の関係には明らかな性差があったにもかかわらず、男女同じリスクスコアに設定し、性差を隠蔽

・一次予防の管理目標値を、リスクカテゴリー別に設定しているが、根拠が無いことは明らか

・「女性においてスタチンによる動脈硬化疾患の初発予防効果は、男性に比べ明らかでなく、生活習慣改善が治療の中心となる」と記載

おわりに

本書では悪玉コレステロールといわれるＬＤＬ－Ｃに関し、リスク性と対処法を中心に書きました。なぜＬＤＬ－Ｃが高くなるのかについては、リポタンパクにはコレステロールエステルやリン脂質に脂肪酸が含まれ、その主な成分は必須脂肪酸のリノール酸であることから、コレステロール摂取に依存するのではなく、リノール酸摂取に依存する可能性が高いといえます。またＬＤＬ－Ｃと動脈硬化の関係には性差があり、女性ではＬＤＬ－Ｃの単独リスク性について頸動脈ＩＭＴをサロゲートマーカーに当院で調査したところ、頸動脈球部ＩＭＴは更年期以降の女性では男性より高いＬＤＬ－Ｃ１８０mg／dL以上で初めてプラーク形成が急速に進むことの他、頸動脈球部ＩＭＴはＬＤＬ－Ｃの値よりリノール酸の高値がより直線的に正相関することがわかりました。

肥満によりインスリン抵抗性が生じる背景には、パルミチン酸やオレイン酸などの中性脂肪と関係する脂肪酸だけでなく、オメガ６のＤＧＬＡが高いことが関係し、糖尿病の発症要因にもなっています。この場合、リノール酸からＤＧＬＡへの代謝が進み、ＤＧＬＡからアラキドン酸への代謝が遅れることでＤＧＬＡが高くなります。

一方、当院の調査ではＤＧＬＡは総頸動脈ＩＭＴの肥厚と関係します。そのため、魚の摂取によりDGLAが低下すると、総頸動脈IMTが薄くなることから、日本人の動脈硬化が欧米人に比べ進まない機序として、DGLAの低下が主な要因である可能性があります。

日本人のLDL-Cは、リノール酸だけでなく、EPAやDHAを摂取するため、コレステロールエステルやリン脂質にはオメガ6だけでなく、オメガ3も成分となっています。このことが日本人のLDL-Cの質を、言い換えるとLDL-Cの悪玉性を低下させています。そのため日本人の動脈硬化は進んでいないのですが、日本動脈硬化学会のガイドラインにはただ単に男性の相対リスクをもって基準値を設定しています。

本書では「LDL-Cが高くてどうしたらいいの」「LDL-Cが高くてスタチンを飲んでいるけど止められないかしら」など、患者さんが日常感じる疑問に少しでもお答えできるようにと思い書きました。内容的に難解な部分もあったと思いますが、どうしても伝えたいことは書き入れるという原則を貫きました。また、ライターで医療ジャーナリストの及川夕子様に執筆のご協力をいただき、付章のQ&Aや健診チェック表などができました。そのおかげで、高LDL-C血症に関する実践的な対策本を作ることができたと思っています。

本書が読者の今後の生活に少しでもお役に立つことを期待します。

最後に、本書の執筆に当たりご助言頂いた青萠堂の尾嶋四朗様に、心より感謝申し上げます。

付録

すぐに使える健診結果&検査値ガイド
巻末図表

本書で述べたように、日本動脈硬化学会の「脂質異常症診断基準値」は性差の問題がクリアできていません。ここで、健診の結果報告書をどう見たらいいのか、男性と女性の数値の見方や注意点などをまとめます。検診や検査を受けたときなどの参考にしてください。

チェック１：脂質代謝の数値をチェック

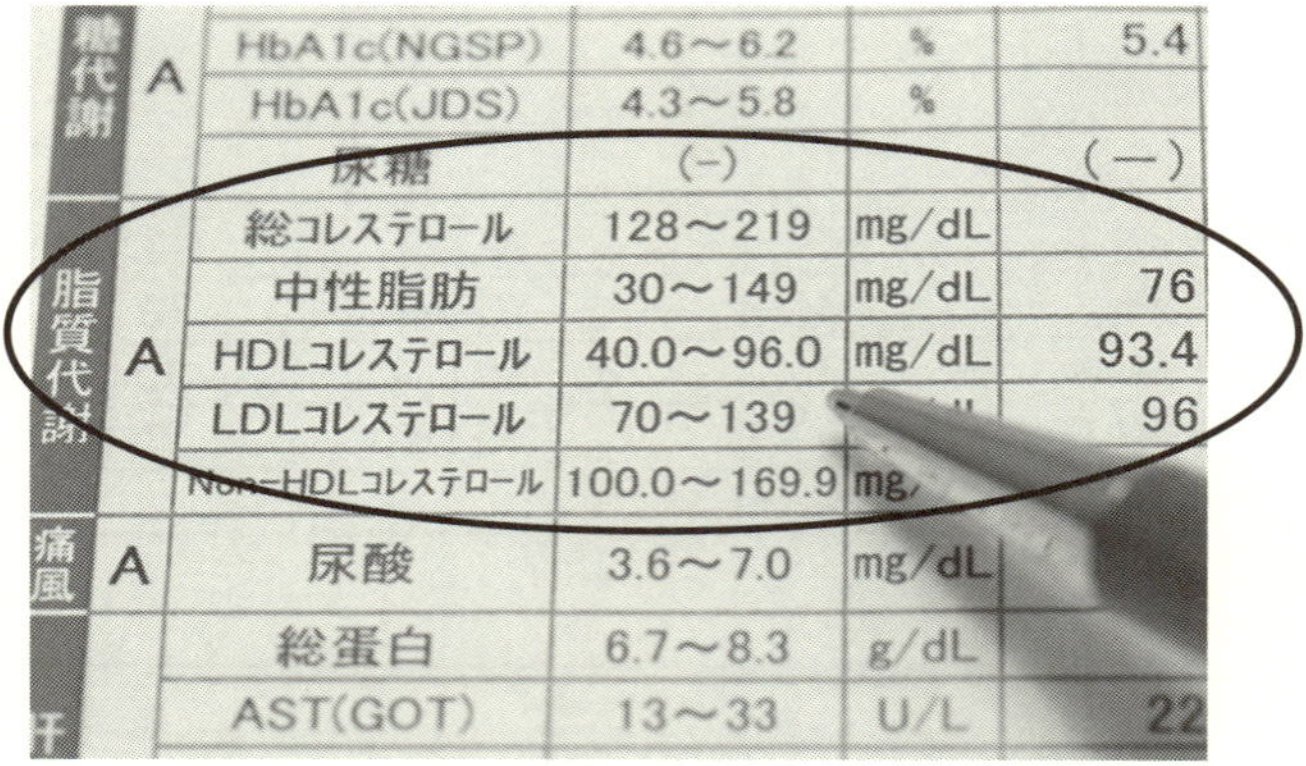

> アドバイス
> 「LDL-C（悪玉）が高い、または HDL-C（善玉）が低い」と書かれているから「動脈硬化が進んでいる」と思い込むのは早計です。大切なのは動脈硬化の確認とリスクチェック。また、ひとつのリスクよりも、リスク（高血圧、肥満、糖尿病、喫煙など）の重なりに注意しましょう。→チェック２へ

チェック２：動脈硬化のリスク因子＆リスク性をチェック

動脈硬化のリスク因子のリスク性は？

	年齢	高血圧	糖尿病	喫煙	高LDL-C
男性	高	高	中	中	低
女性	高	高	高	高	*

* 女性では基準値LDL-C≧140はリスクにならない

アドバイス
動脈硬化のリスク因子とリスク性を表にまとめました。リスク性には男女差がある、ということに注目してください。年齢や高血圧は男女ともに高リスクとなります。LDL-C については、ほかの因子と比べてリスク性は低く、逆に基準値以下でも、他のリスク因子が重なってくれば、動脈硬化は進行してしまうことを忘れないようにしましょう。→チェック３へ

チェック３：LDL コレステロールのリスク性はこう見る！ （次頁へ続く）

田中式 LDL コレステロールチェック表

注：高血圧などのリスクがない場合に限ります

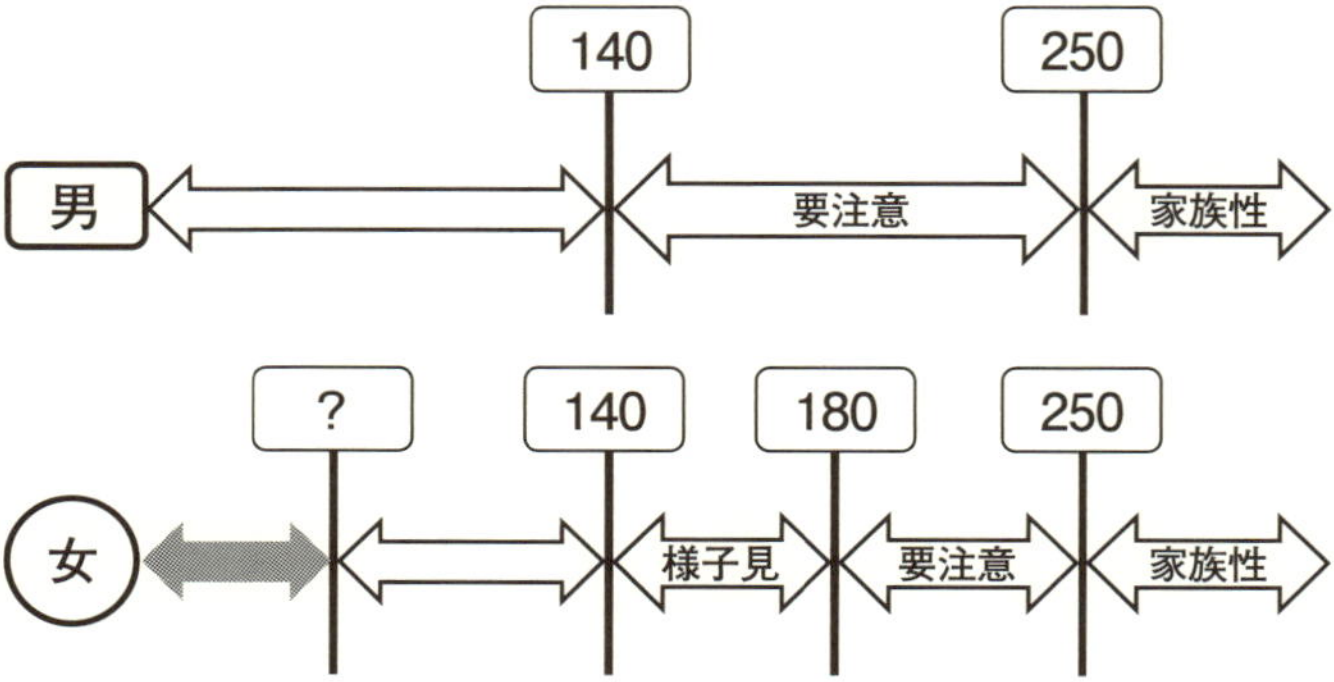

アドバイス
女性の基準は 55 歳以上で LDL-C180 mg/dL 以上を要注意とし、様子見ゾーンでは食生活、特に油脂の摂り方などを見直し対処しましょう。→チェック４へ

チェック４：血圧基準値はこう見る！

生活習慣病予防健診・参考基準値（協会けんぽ）

	高血圧学会 I度高血圧	協会けんぽ 参考基準値
最高血圧（収縮期）	140~159	130mmHg未満
最低血圧（拡張期）	90~99	85mmHg未満

高血圧学会の高血圧の診断基準値と
協会けんぽの血圧の参考基準値には
収縮期10mmHg、拡張期5mmHgの差がある

アドバイス
高血圧学会の診断基準値と協会けんぽの血圧の参考基準値には収縮期 10mmHg、拡張期 5mmHg の差がありますが、最近の生活習慣病予防健診・参考基準値は早期対策のために数値が低くなっています。ちなみに、けんぽの血圧基準値はメタボの基準値と同じです。病院での血圧は 140/90mmHg 以上、家庭で測定した場合の血圧基準値は 135/85mHg 以上で高血圧になりますが、より重要なのは家庭血圧 (朝食前に計測) です。なお、脂質異常症は男性では LDL-C140mg/dL 以上で、女性では LDL-C180mg/dL 以上で要注意。しかし、高血圧があれば男女ともその値以下でも要注意です。

動脈硬化症予防ガイドライン、協会けんぽ、人間ドック学会、それぞれの脂質異常症の診断基準値の違い

脂質異常症診断基準 (空腹時採血)

高LDLコレステロール血症	140mg/dL以上
境界域高LDLコレステロール血症	120~139mg/dL
低HDLコレステロール血症	40mg/dL未満
高トリグリセリド血症	150mg/dL以上
高non-HDLコレステロール血症	170mg/dL以上
境界域高Non-HDLコレステロール血症	150~169mg/dL

動脈硬化性疾患予防ガイドライン 2017 年版

＊境界域高 LDL-C 血症は、日本では 120 ～ 139mg/dL ですが、米国では 130 ～ 159mg/dL でした。

生活習慣病予防健診・参考基準値（協会けんぽ）

総コレステロール	140~199mg/dL
LDLコレステロール血症	120mg/dL未満
HDLコレステロール血症	40mg/dL以上
中性脂肪	150mg/dL未満
non-HDLコレステロール血症	150mg/dL未満

動脈硬化学会の高LDL-C血症の診断基準値と
協会けんぽのLDL-Cの参考基準値には20mgの差がある

＊健診では基準値 LDL-C を低く設定し早期対策を促すはずが、かえって心配する人が続出しています。協会けんぽは職場健診ですから、あくまでも男性用の基準値と捉えましょう。

人間ドック学会の基準範囲

	年代	男性		女性	
		下限	上限	下限	上限
TC	30-44	151	254	145	238
	45-64			163	273
	65-80			175	280
LDL-C	30-44	72	178	61	152
	45-64			73	183
	65-80			84	190

＊女性では年代別に分け、基準範囲を統計的に算出しています。根拠が無い日本動脈硬化学会の基準に比べ実践的です。

メタボリックシンドロームの診断基準（2005 年発表）

	男性	女性
中心性肥満	85cm以上	90cm以上
高血圧	130/85mmHg以上	130/85mmHg以上
空腹時血糖高値	110mg/dL以上	110mg/dL以上
高中性脂肪血症	150mg/dL以上	150mg/dL以上
低HDL-C血症	40mg/dL未満	40mg/dL未満

高LDL-C血症の診断基準（日本）

高LDL-C血症	140mg/dL以上	140mg/dL以上

＊腹囲の測定法は日本独自で英文誌には使えず、また HDL の基準値に性差が無いのも日本独自でやはり英文誌に使えないので、論文用に基準値変更しているのが現状です。

米国（ATPIII）2002年における総コレステロール、LDL-Cの分類

総コレステロール (mg/dL)		LDL-C (mg/dL)	
		<100	最適
<200	望ましい	100-129	最適近い～ 最適より上
200~239	境界	130-159	境界
≧240	高い	160-189	高い
		≧190	大変高い

境界は正式にはborderline Highと記載されている

＊境界の扱いがポイントで、Highを高いとすれば基準値LDL-C ≧160です。英文誌に掲載の論文でもこの値を使っており、以前はリスク因子0-1個の場合、管理目標はLDL-C < 160でしたが、2013年に米国は管理目標を撤廃しています。

巻末図表

(図 3) 頸動脈エコー検査における IMT 測定部位と測定法

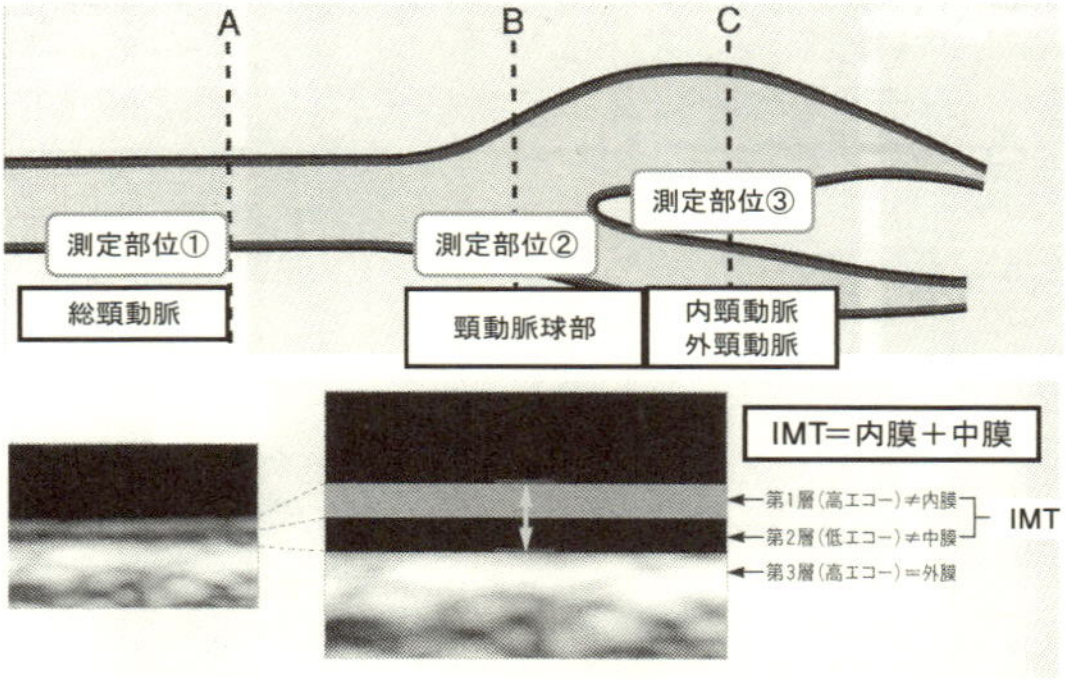

頸動脈エコー検査は、特に 55 〜 69 歳女性の動脈硬化診断に有用。頸動脈球部にプラークがあり、なおかつプラークの厚みが 1.5 mm 以上あれば治療を検討。

(表 1) 頸動脈の最大ＩＭＴとリスク因子との関係

	男性 (n=1649)		女性 (n=1873)	
	標準回帰係数	P値	標準回帰係数	P値
年齢	0.337	<0.0001	0.376	<0.0001
喫煙習慣（本数）	0.055	0.0199	0.040	0.0479
BMI	-0.050	0.0465	-0.046	0.0296
最大血圧	0.121	<0.0001	0.160	<0.0001
血清総コレステロール値	0.069	-0.0033	-	-
HDL-コレステロール値	-0.058	0.0185	-0.065	0.0022

岡山明ほか. 動脈硬化予防 2005 ; 4:16-21より引用改変

男女ともに、年齢、高血圧、喫煙習慣は、動脈硬化やプラーク破綻のリスク因子となる。男性でのみ、総コレステロールが上がるにつれ、頸動脈最大ＩＭＴが厚くなる関係が認められた。

(図 4,5) 頸動脈エコー検査の結果と LDL-C の関係

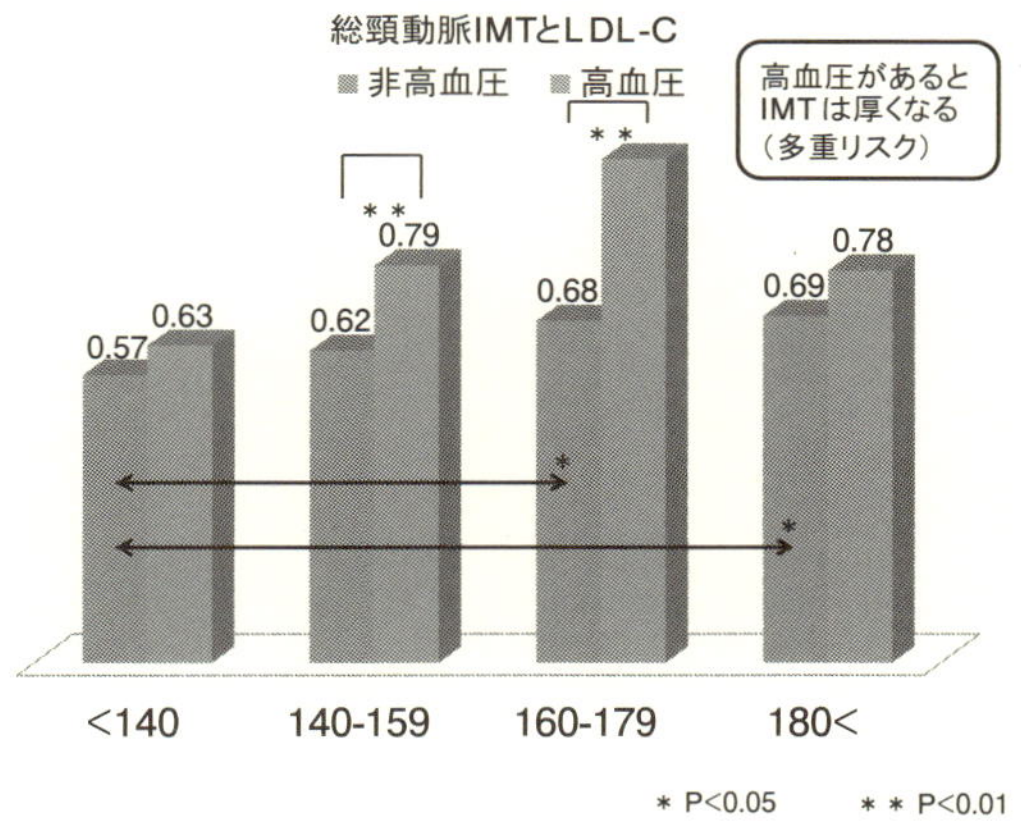

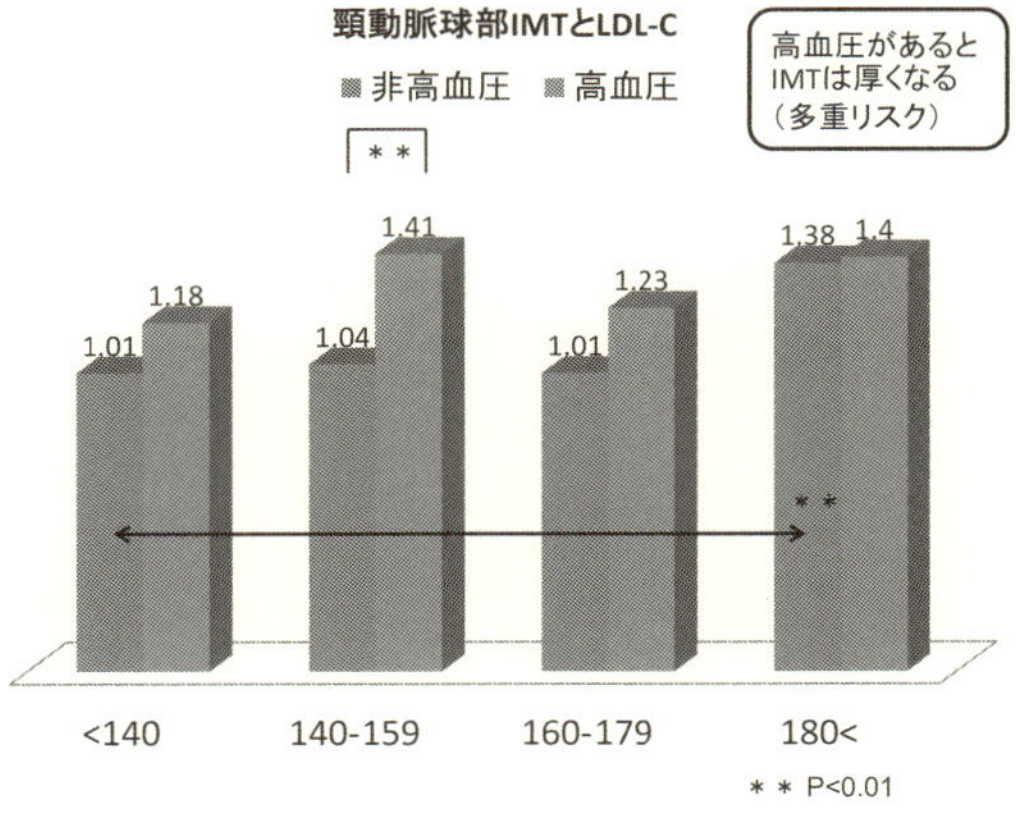

55 歳以上の高血圧の女性と高血圧でない女性の頸動脈 IMT と LDL-C との関係を調べた。高血圧があると最大 IMT は厚くなり、LDL-C が低くても動脈硬化は進行しやすい。高血圧でない女性では、LDL-C 180 以上が要注意ライン。

(図８) 脂肪酸の分類

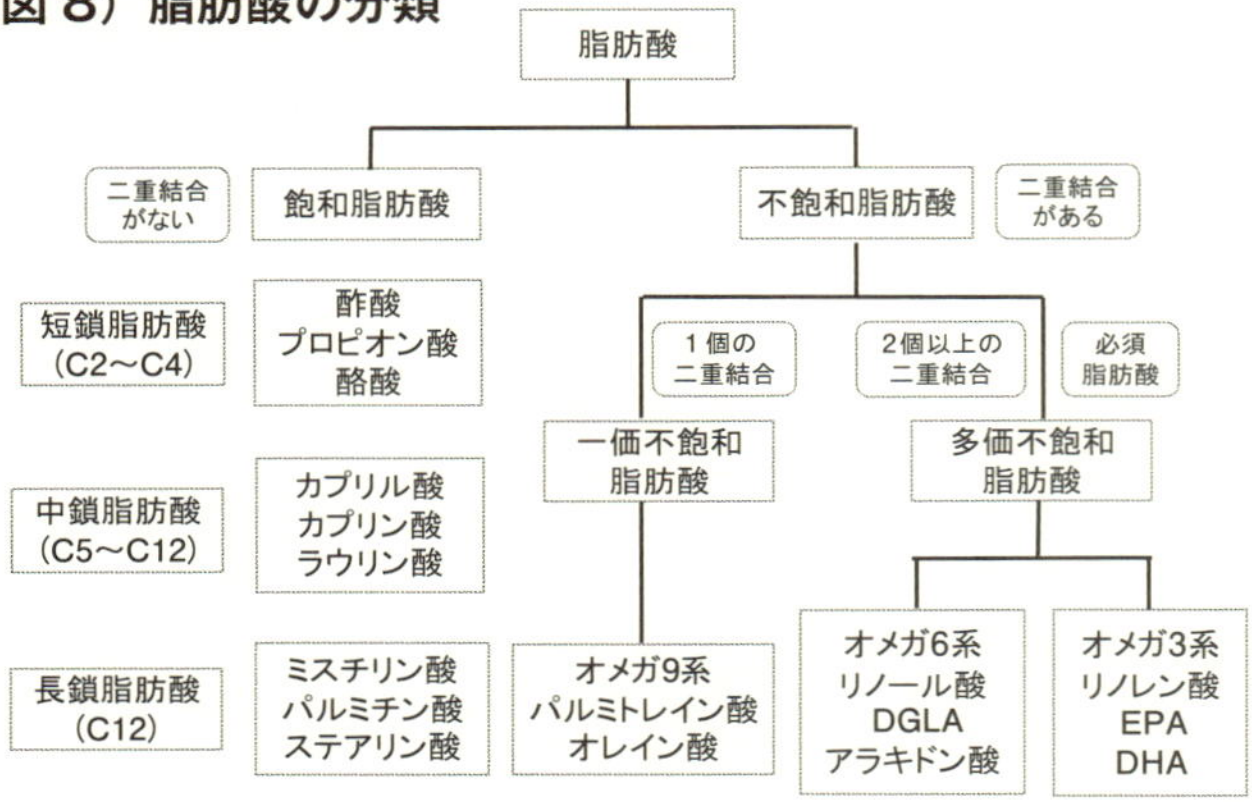

飽和脂肪酸や一価不飽和脂肪酸は、ブドウ糖からも合成される。一方、オメガ３脂肪酸、オメガ６脂肪酸などの多価不飽和脂肪酸は、人の体内で合成できないため必須脂肪酸と言われている。

(図９) オレイン酸までは糖質から作れる

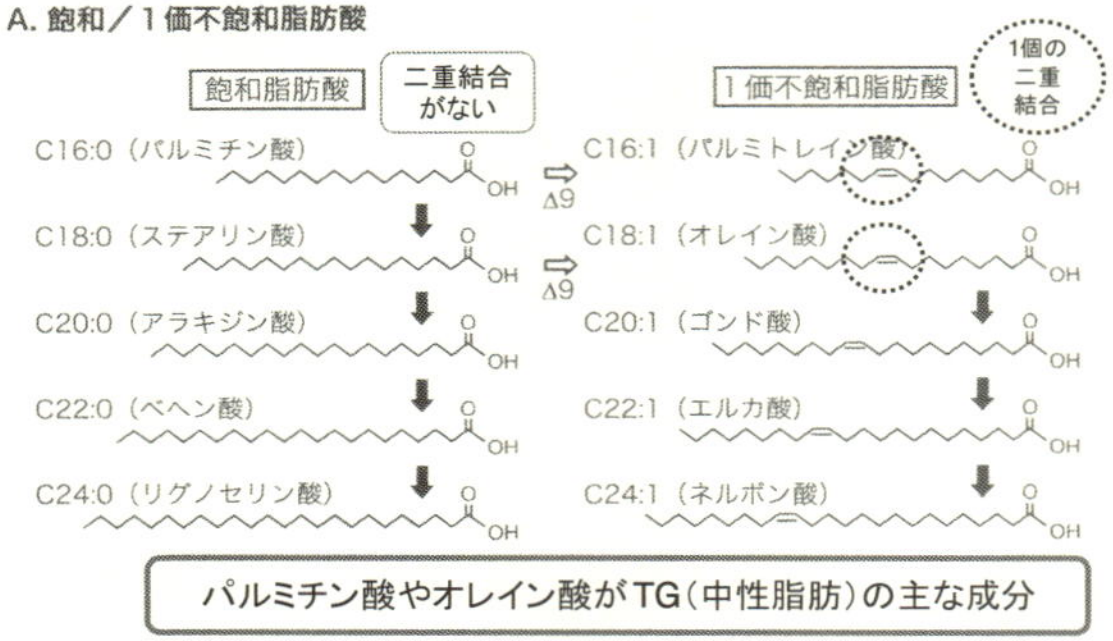

木原章雄 2010生化学,82,591-605

パルミチン酸、ステアリン酸、オレイン酸までは、体内で合成することができる。

（表 3） 血清脂質と脂肪酸の関係

・リノール酸が高くなるにつれLDL−Cが高い
・オレイン酸が高くなるとHDL−Cが低く、中性脂肪が高くなる
・アラキドン酸が高いとHDL−Cが高く、中性脂肪が低くなる

（図 12） 魚の摂取が多いと炎症関連物質が増えにくい

魚 n-3（ω -3）を食べる量が多いほど n-6（ω -6）エイコサノイド前駆体が減少し、炎症をおさえる

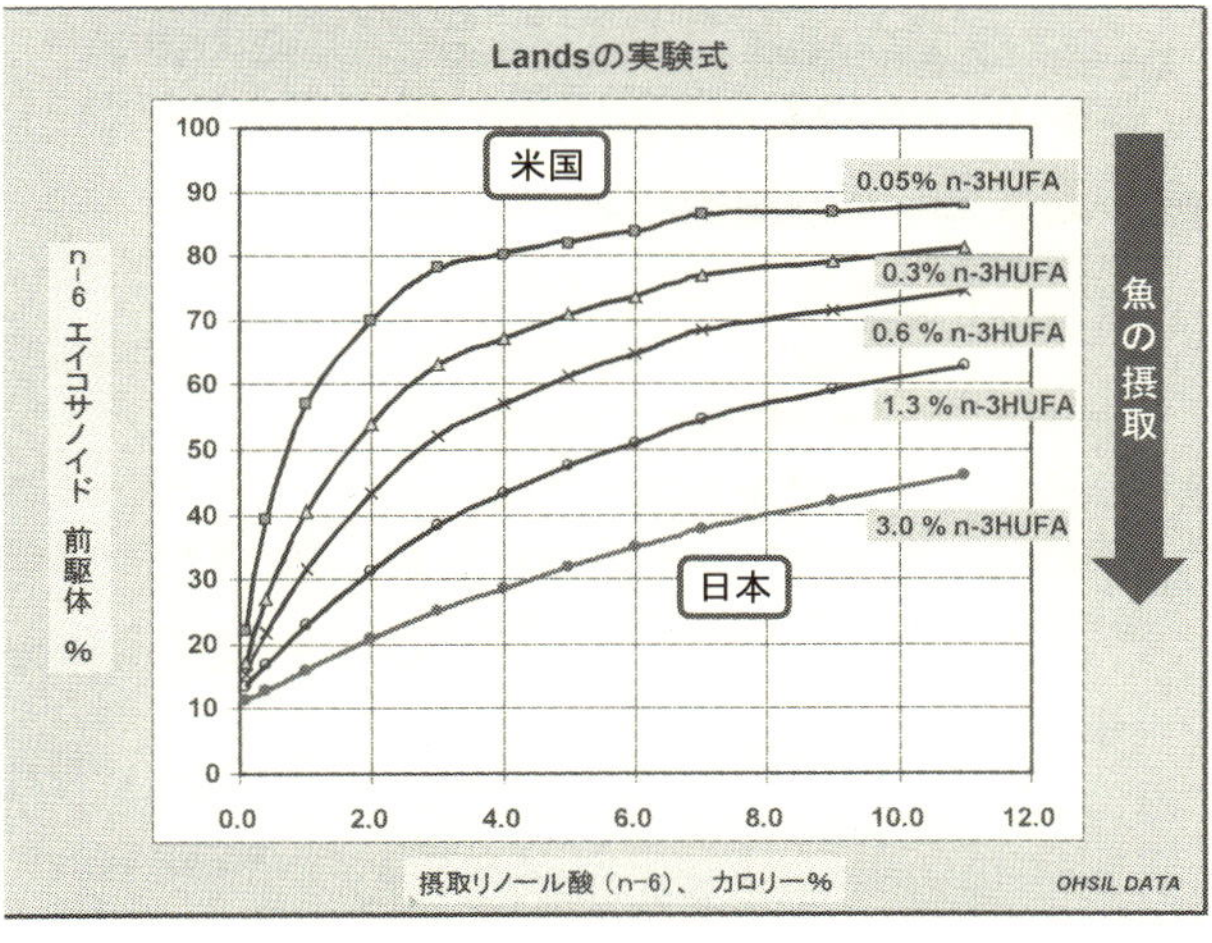

「心疾患予防」日本脂質栄養学会編より引用

（図 13）オメガ6過剰は心疾患死亡につながる

n-6（オメガ6）系エイコサノイド前駆体が多いと心疾患死亡が増加

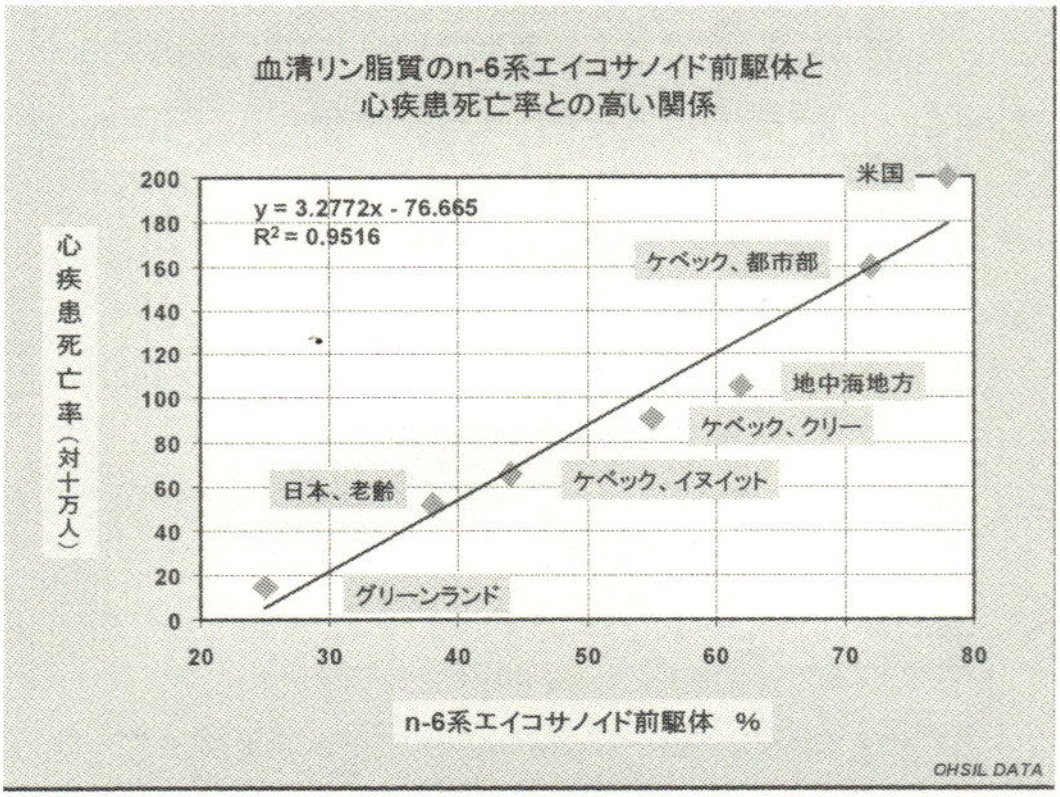

「心疾患予防」日本脂質栄養学会編より引用

比較的魚を多く食べる民族では、EPA や DHA が血中リノール酸濃度の上昇を抑制し、動脈硬化を抑制することで心疾患死亡の低下をもたらしていると推測することができる。

（表 6）女性は IMT1mm 超からが危険域

ALIC 研究における平均 IMT と心血管疾患

	男性		女性	
冠動脈疾患	ハザード比	95% 信頼区間	ハザード比	95% 信頼区間
平均IMT1.0mm超 vs1.0mm 以下	1.85	1.28-2.69	5.07	3.08-8.36
脳卒中	ハザード比	95% 信頼区間	ハザード比	95% 信頼区間
平均IMT1.0mm超 vs1.0mm 以下	1.98	1.24-3.15	3.31	1.88-5.81

Lloyd EC,et al. Am J Epidemiol 1997;146:483-494

女性は55歳から頸動脈プラークのチェックを

（図 15）　頸動脈球部最大 IMT と LDL-C の関係
（非高血圧女性：45 ～ 54 歳）

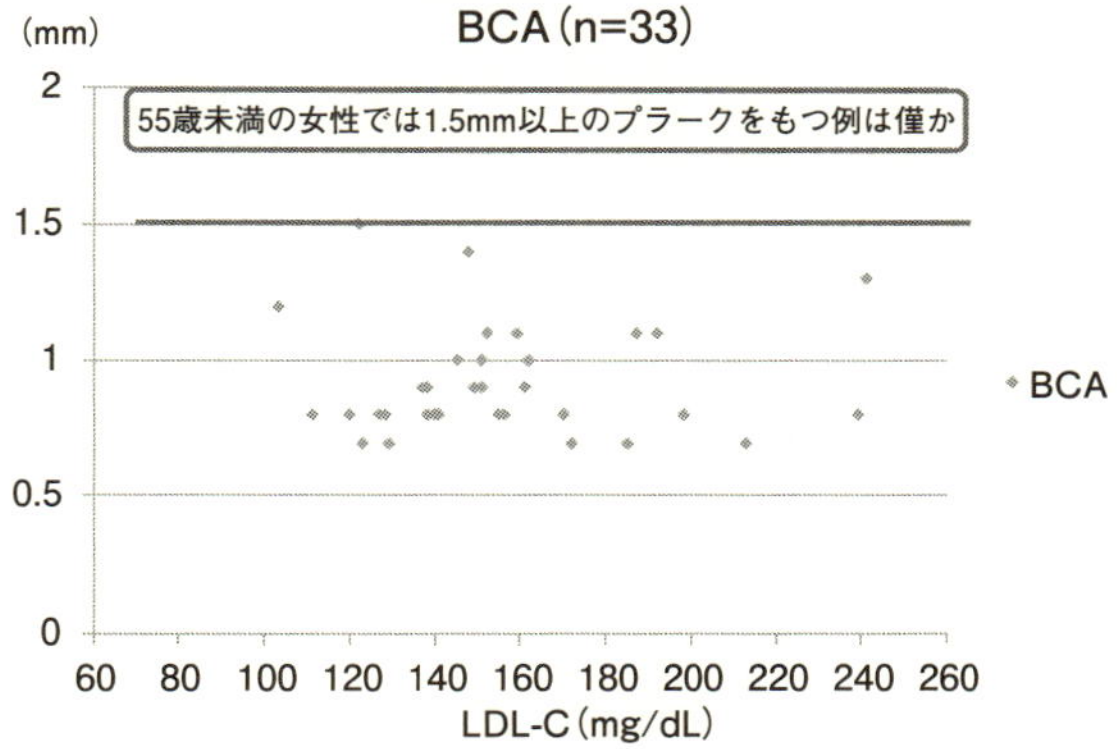

（図 16）　頸動脈球部最大 IMT と LDL-C の関係
（非高血圧女性：55 ～ 69 歳）

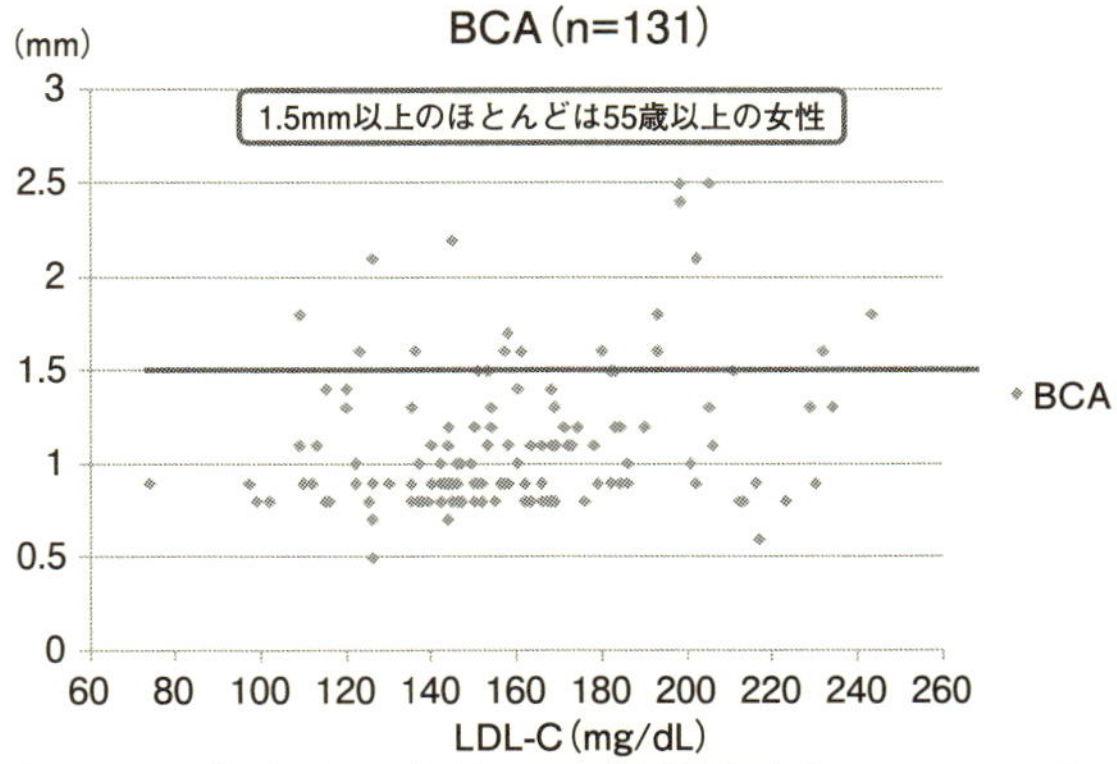

55 歳以下の非高血圧女性では頸動脈球部に 1.5mm 以上のプラークが認められたのは 33 例中わずか 1 例。対して、55 歳～ 69 歳の非高血圧女性になると、131 例中 23 例に増加。また、1.5mm 以上のプラークは LDL-C が低くても見られた。

（図 19） ジホモ-γ-リノレン酸（DGLA）濃度が高いと糖尿病発症率が上昇

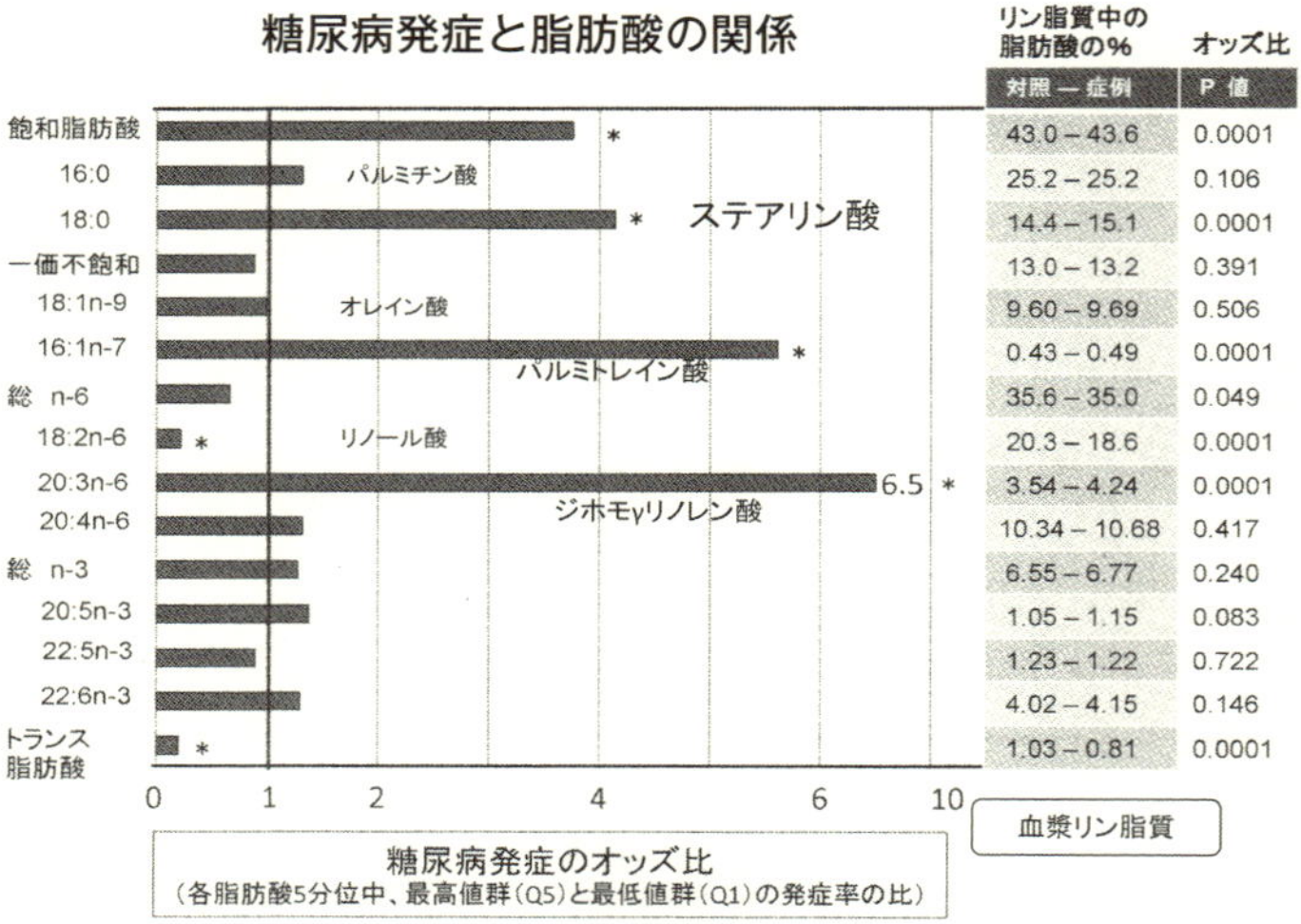

Hodge ML et al., Am J Clin Nutr 2007;86:189-97

（図 21） 糖尿病では DGLA 濃度が高くなる

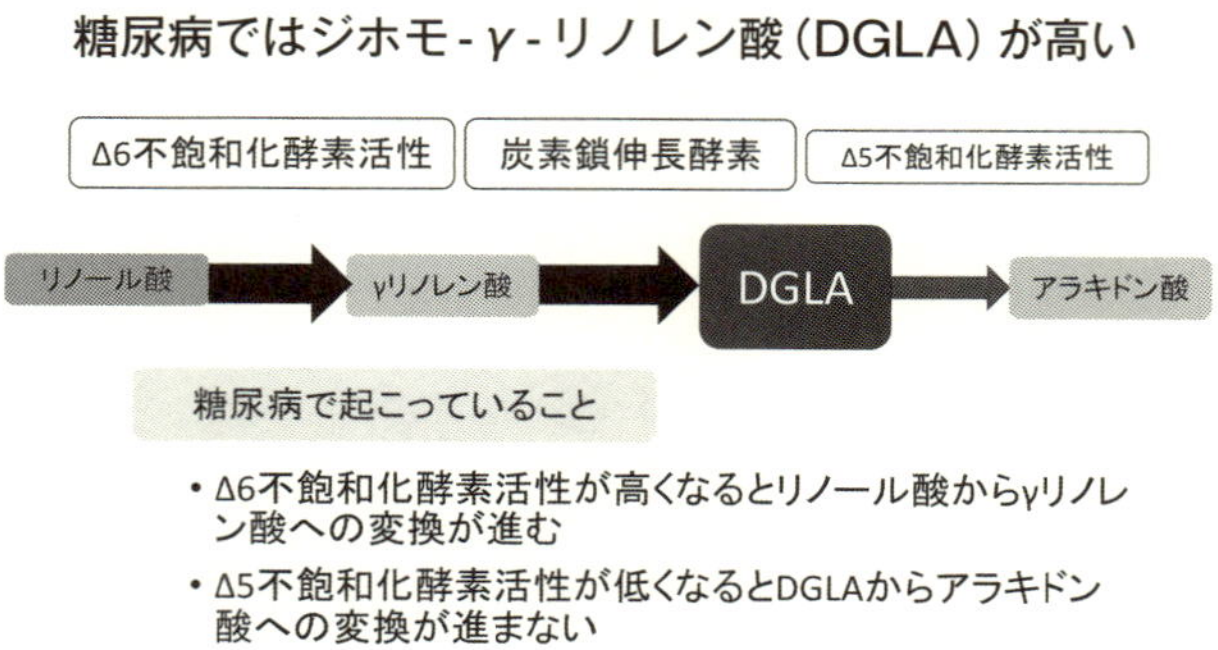

糖質なのに脂質が主因(日本脂質栄養学会)

（図 22）スタチンで、総コレステロール、LDL-C、中性脂肪が低下

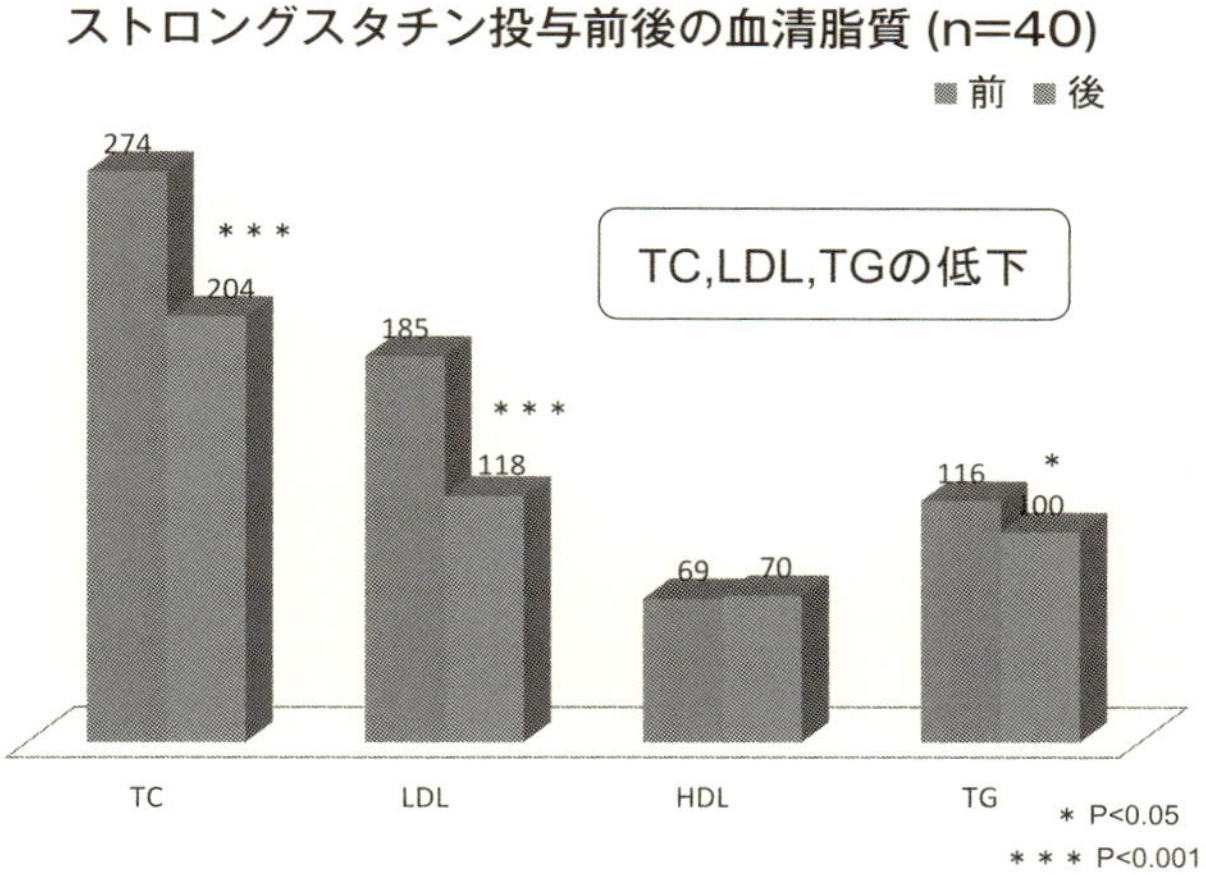

（図 28）総頸動脈最大 IMT と LDL-C の関係（非高血圧女性：55 ～ 69 歳）(n=131)

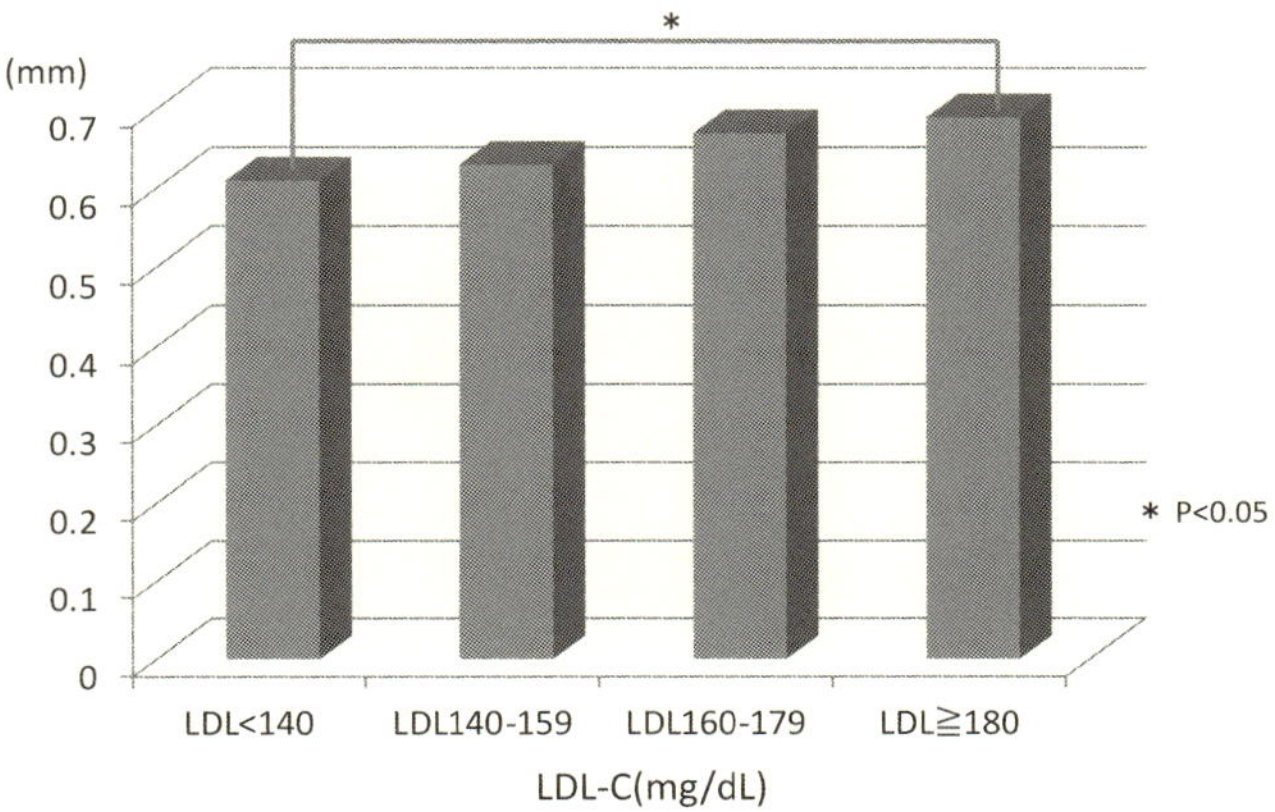

（図 30）吹田スコアを活用した脂質異常症のスクリーニング

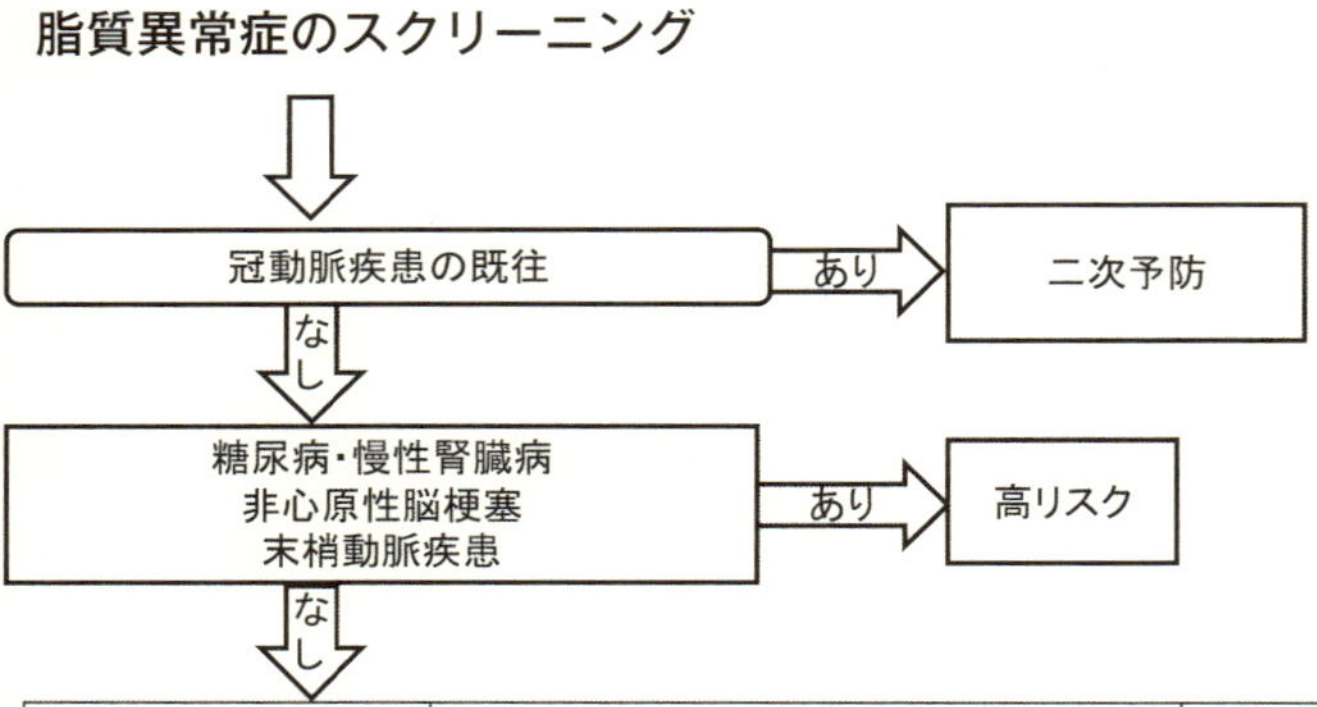

吹田スコアの得点	予測される10年間の冠動脈疾患発症リスク	分類
40以下	2%未満	低
41-55	2-9%未満	中
56以上	9%以上	高

日本動脈硬化学会の動脈硬化性疾患予防ガイドライン2017年版

（表 10）吹田スコアでは心筋梗塞以外もリスク評価

吹田スコアによるリスク評価

①～⑧の合計得点	10年以内の冠動脈疾患発症確率	点数
35以下	<1%	低リスク
36-40	1%	
41-45	2%	中リスク
46-50	3%	
51-55	5%	
56-60	9%	高リスク
61-65	14%	
65-70	22%	
≧70	>28%	

日本動脈硬化学会の動脈硬化性疾患予防ガイドライン2017年版

（表 11）吹田研究の分位別背景（対象 4694 人、期間 11.9 年）

男性	Q1（低LDL）	Q2	Q3（中LDL）	Q4	Q5（高LDL）
数	447	435	427	438	422
LDL-Cの平均	82.4	108.3	124.5	141.5	170.1
年齢の平均	54.0	53.8	52.5	54.7	55.6
高血圧症（%）	29.5	27.4	30.4	31.3	33.6
糖尿病（%）	8.1	4.6	4.4	4.6	5.9

女性	Q1（低LDL）	Q2	Q3（中LDL）	Q4	Q5（高LDL）
数	524	498	513	498	492
LDL-Cの平均	90.1	115.2	133.0	151.6	186.4
年齢の平均	45.5	49.9	52.7	56.3	57.8
高血圧症（%）	12.8	19.3	23.4	29.9	37.8
糖尿病（%）	1.5	2.8	3.1	4.0	4.7

Atherosclerosis.2009;203:587-592

（図 32）総コレステロール別の冠動脈疾患発症リスク

（吹田研究：2014 年発表分）

	男　性		女　性	
TC（総コレステロール）	相対リスク	有意性	相対リスク	有意性
TC<200	1		1	
200～239	1.30	P=0.172	0.58	0.097
≧240	2.15	P=0.001	1.38	0.272

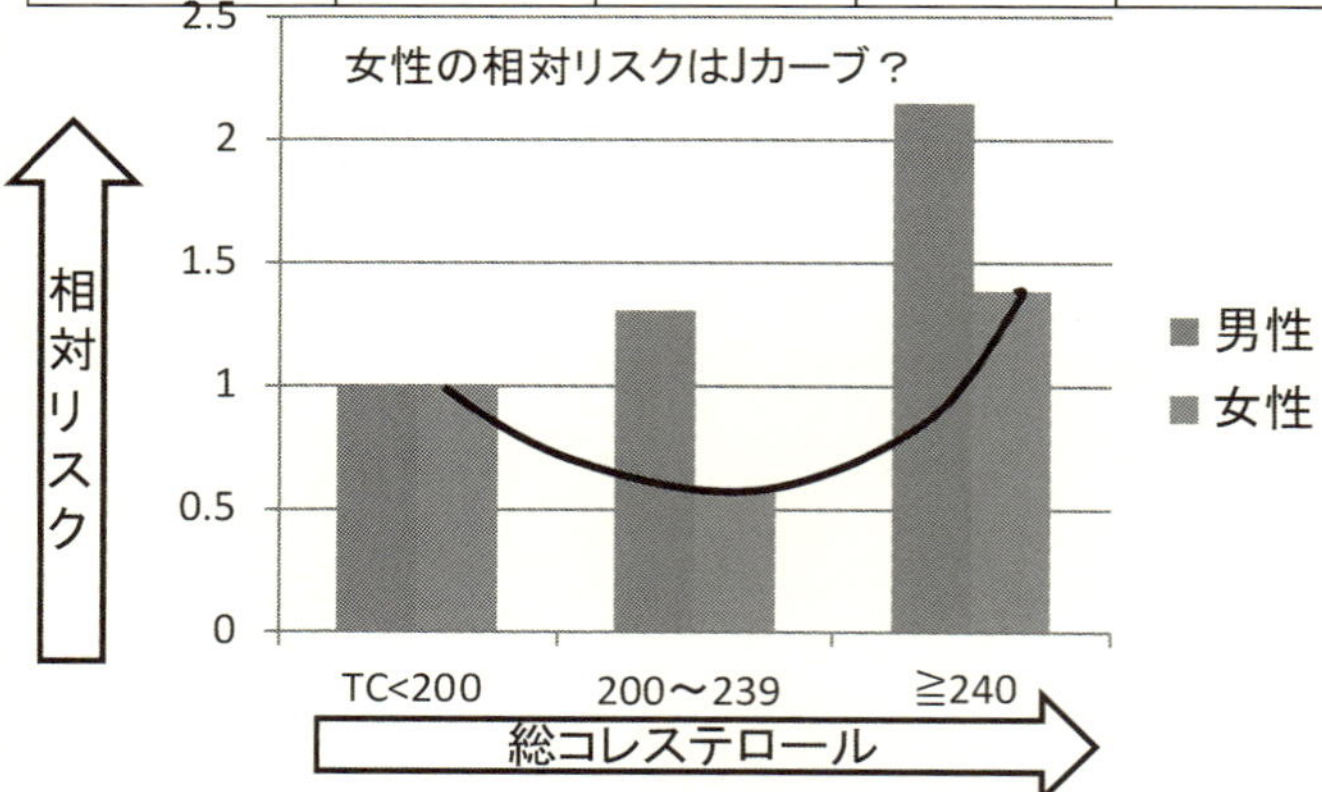

J Atheroscler Thromb,2014;21:784-798.

（図 33）頸動脈の区分と計測

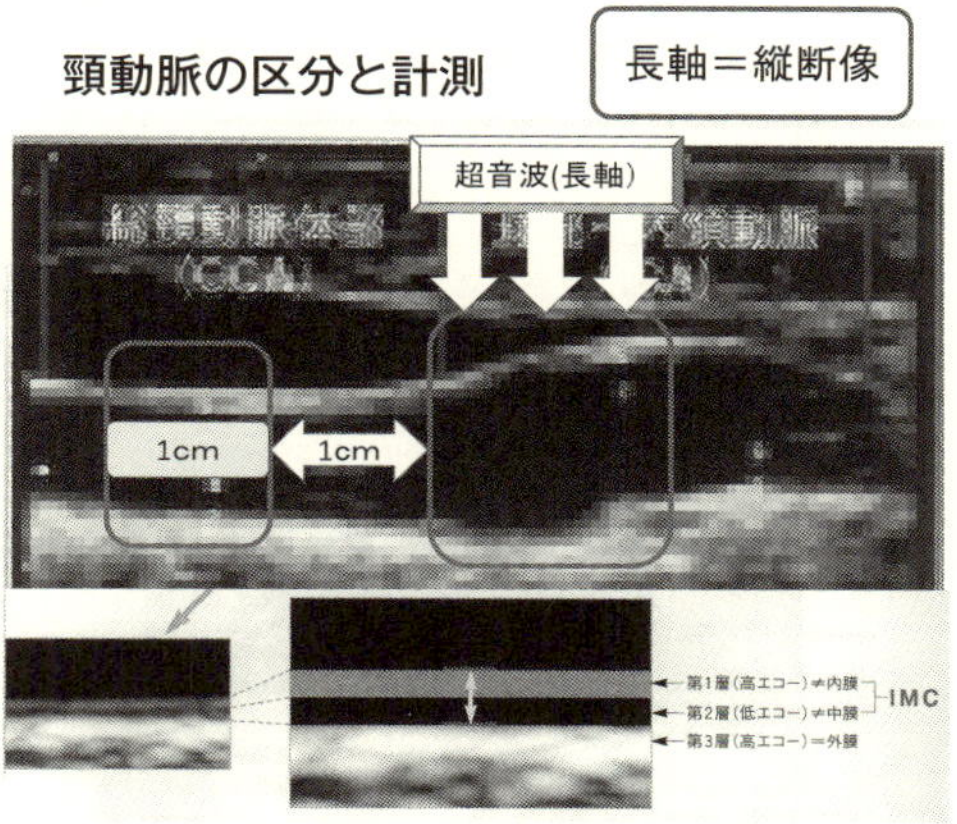

健診のための頸動脈エコー　ベクトル・コアより引用

田中式では最大ＩＭＴのみをチェック。総頸動脈の最大ＩＭＴは頸動脈球部より中枢側でかつ１cmから２cmの部位、頸動脈球部ＩＭＴは球部からその末梢側（内頸動脈と外頸動脈）を含む部位。測定時間は、順調なら３分程度で済む。

（図 34）球部の IMT では必ず短軸（横断像）で評価を！

球部の IMT で注意すべきは？

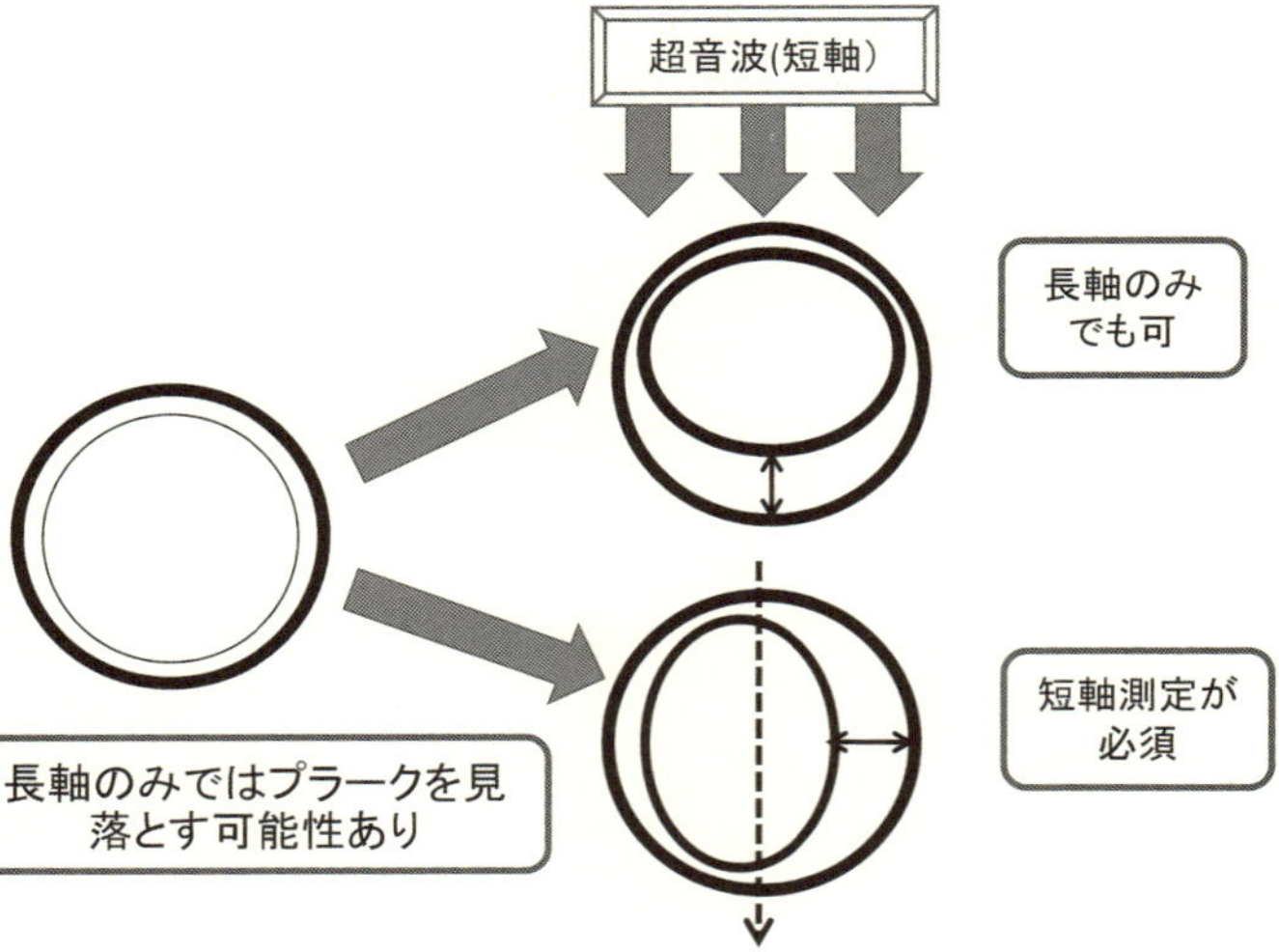

著者紹介

田中 裕幸（たなか ひろゆき）

日本循環器学会認定循環器専門医、医学博士
1954年、佐賀県生まれ。1978年、長崎大学医学部卒業後、九州大学医学部皮膚科、久留米大学第三内科（循環器）を経て、ニコークリニックを1994年、開業し、2000年、医療法人として開設。日本性差医学・医療学会評議員、更年期と加齢のヘルスケア学会幹事、女性医療ネットワーク理事。保健同人社電話健康相談指導医。著書に「知って得する女性の医療学講座」（西日本新聞社）、「日本人はコレステロールで長生きする」（PHP研究所）、「男女で違うメタボとコレステロールの新常識」（廣済堂出版）他、多数。現在、対馬ルリ子女性ライフクリニック銀座で女性の動脈硬化外来を担当。

執筆協力

及川 夕子（おいかわ ゆうこ）

サンケイリビング新聞社を経てフリー。ライター、医療ジャーナリストとして、新聞、雑誌、WEBメディアなどで執筆。得意分野は女性の健康、美容、医療分野の取材・執筆。メノポーズカウンセラー（NPO法人更年期と加齢のヘルスケア学会認定資格）。女性の健康推進員（NPO法人女性の健康とメノポーズ協会認定資格）。

動脈硬化治療《どうみゃくこうかちりょう》を知《し》り尽《つ》くす
男《おとこ》は40代《だい》、女《おんな》は50代《だい》から
悪玉《あくだま》コレステロールの罠《わな》にはまるな

2018年10月11日　第1刷発行

著　者　田中《たなか》　裕幸《ひろゆき》

発行者　尾嶋　四朗

発行所　株式会社 青萠堂

〒162-0808　東京都新宿区天神町13番地
Tel 03-3260-3016
Fax 03-3260-3295
印刷／製本　中央精版印刷株式会社

ISBN978-4-908273-15-5 C0047